LA ADICCIÓN AL
AZUCAR

INGRID SOLBRIG

LA ADICCIÓN AL
AZUCAR

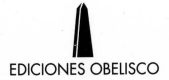

EDICIONES OBELISCO

Si este libro le ha interesado y desea que le mantengamos informado de nuestras
publicaciones, escríbanos indicándonos qué temas son de su interés (Astrología,
Autoayuda, Ciencias Ocultas, Artes Marciales, Naturismo, Espiritualidad,
Tradición...) y gustosamente le complaceremos.

Puede consultar nuestro catálogo en www.edicionesobelisco.com

*Los editores no han comprobado la eficacia ni el resultado de las recetas,
productos, fórmulas técnicas, ejercicios o similares contenidos en este libro.
No asumen, por lo tanto, responsabilidad alguna en cuanto a su utilización
ni realizan asesoramiento al respecto.*

Colección Salud y vida natural
LA ADICCIÓN AL AZÚCAR
Ingrid Solbrig

1.ª edición: mayo de 2012

Maquetación y diseño de cubierta: *Marta Rovira Pons*
Corrección: *Marta Cañigueral*

© 2012, Ediciones Obelisco S. L.
(Reservados los derechos para la presente edición)

Edita: Ediciones Obelisco S. L.
Pere IV, 78 (Edif. Pedro IV) 3.ª planta 5.ª puerta
08005 Barcelona-España
Tel. 93 309 85 25 - Fax 93 309 85 23
E-mail: info@edicionesobelisco.com

Paracas, 59 C1275AFA Buenos Aires - Argentina
Tel. (541 -14) 305 06 33 - Fax (541 -14) 304 78 20

ISBN: 978-84-9777-839-8
Depósito Legal: B-10.767-2012

Printed in Spain

Impreso en España en los talleres de Novoprint
c/ Energía, 53, St. Andreu de la Barca, 08740 Barcelona

INTRODUCCIÓN

Un poco de historia

Si tratamos de buscar el origen del azúcar en la antigüedad, no encontraremos ningún libro que lo mencione. No existía el azúcar tal como lo conocemos ahora, en forma de textura arenosa parecida a la sal. Durante la época de Nerón se conocía como *saccharum*, una especie de miel sólida crujiente. Este término evolucionó hasta la palabra azúcar, nombre con el que ahora conocemos este producto. A pesar de que existen muchas teorías acerca del origen de la caña de azúcar, lo cierto es que lo más lógico es situarlo en la región de la India *Saccharum*, que comprende parte de la India y de Nueva Guinea. Desde ahí se trasladó hasta Europa y América.

Otros teóricos afirman que su cultivo empezó en China, en la región de Kuoang-Tong, actualmente Cantón. En un documento sobre historia natural del siglo XVII a. C. aparece que el Emperador Tai Hung enviaba a las mujeres a la región Lyu de la India y a Bengala a aprender el arte de la fabricación de azúcar.

Independientemente del lugar exacto de su origen, lo que sí se conoce con seguridad es su primera forma de consumo, que consistía en masticar los tallos pelados para extraer el sabor dulce de su interior. Se cree que su cultivo fue extendiéndose por la India mediante nuevos procesos de elaboración, como el de evaporar el jugo de caña que se obtenía con su prensado.

En el siglo IV a. C. solía venderse en Persia a precio de oro porque se consideraba un artículo de lujo. Pero no fue hasta el año 325 a. C. que apareció el primer registro de cultivo de caña de azúcar, cuando el comandante Nearco, bajo el mando de Alejandro Magno, realizó una expedición al Valle del Indo. Éste describió el azúcar como «una especie de miel» que crecía en cañas o juncos. Con el tiempo, este producto pasó a manos de los árabes, considerados los inventores del caramelo ya que consiguieron una textura dorada y pegajosa mediante nuevos procesos de refinamiento y decantación del azúcar.

No fue hasta el siglo XIX que se generalizó su uso mediante la industrialización de Europa, que requería mucha mano de obra barata, y el descubrimiento de los exploradores de las islas en el Caribe, las cuales eran ideales para el cultivo de caña. Desgraciadamente, la trata de esclavos, además de explotar el trabajo de miles de hombres, hizo que el negocio del azúcar se abaratara considerablemente. Además la nueva maquinaria permitía convertir el jarabe y refinarlo en el polvo que hoy conocemos como azúcar de caña. Esta nueva sustancia contenía una enorme cantidad de calorías en una pequeña dosis, y pronto se descubrió que si se administraba a los trabajadores de las fábricas pan con mermelada y té azucarado, éstos podían continuar trabajando más horas sin ni siquiera abandonar sus puestos de trabajo. Lo que hasta el momento había sido un producto exclusivo, pasaría a ser una sustancia común y de uso diario. En cuanto el azúcar se convirtió en un producto barato en el siglo XVIII, los médicos empezaron a notar sus efectos nocivos en el cuerpo humano.

La producción y el consumo de azúcar no han dejado de crecer desde sus orígenes, siendo su expansión mayor en los dos últimos siglos. En 1800 se producían unas 250 mil toneladas de azúcar refinado en todo el mundo. Esta cifra se elevó hasta los 10 millones a principios del siglo XX y hoy en día la producción mundial roza los 140 millones de toneladas. Más del 70 % se obtiene a partir de la caña de azúcar y el resto de la remolacha azucarera. Sí, eso tiene que generar mucho dinero, cierto. Es por eso que a pesar de que cada vez salen a la luz más estudios confirmando los efectos negativos del azúcar en la salud, sigue siendo una de las industrias líderes y que mayores beneficios generan en todo el mundo.

Pero, ¿por qué es tan malo el azúcar? ¿Se trata sólo de un problema de caries o de calorías vacías que hacen que engordemos? Aunque esto no es poco, lo cierto es que hay mucho, muchísimo más. Para empezar, el azúcar es adictivo, lo cual no puede ser bueno. Toda sustancia adictiva crea dependencia en nuestro organismo, y hasta el momento, no se conoce ninguna sustancia que además de ser adictiva, sea beneficiosa para nuestro cuerpo. Pero no es sólo eso. El azúcar puede ser causa de muchísimas enfermedades y dolencias que, además, no relacionaríamos nunca con él. Cuando dejes el azúcar (¡sí, se trata de eso!), notarás un cambio en tu estado de salud, un cambio a mejor. Pero antes, veamos por qué hay que aparcar este producto de nuestras vidas y por qué nos cuesta tanto.

LA ADICCIÓN AL AZÚCAR

¿Eres un azúcar-adicto?

¿Crees que tienes una adicción al azúcar? No siempre somos capaces de darnos cuenta de lo dependientes que somos de una sustancia. Contesta rápido a estas preguntas:

1. ¿Desayunas madalenas, galletas o bollería?
2. ¿Echas azúcar en el café?
3. ¿Tomas dulces a la hora de la merienda?
4. ¿Y a media mañana?

Si tomas azúcar cada día, tu cuerpo se ha acostumbrado a él y por lo tanto es muy probable que seas adicto aun sin saberlo.

¿Qué es la adicción al azúcar?

La adicción al azúcar se explica como cualquier otra adicción: la persona empieza a consumir una determinada sustancia y ésta le produce bienestar y placer. La falta de ella le crea ansiedad y por lo tanto dependencia. Empieza a necesitarla. Lo que de entrada parece la explicación a cualquier adicción como a la cocaína o al alcohol, es en realidad el mismo proceso inicio de dependencia al azúcar. El adicto crea una necesidad en su cerebro, relacionado muchas veces con su estado de ánimo, que le hace depender del azúcar. El cerebro lanza un mensaje y el adicto corre desesperado a conseguir dicha sustancia para satisfacer una necesidad. Esto se debe a que la ausencia de azúcar en el cerebro hace descender los niveles de serotonina. Así, nos sentimos deprimidos o ansiosos cuando hace mucho que no tomamos dulce y necesitamos volver a consumirlo a toda prisa. El ciclo vuelve a empezar: nos sentimos aliviados y animados otra vez, hasta que su ausencia vuelve a crearnos ansiedad, nerviosismo y depresión y necesitamos volver a consumir azúcar. Lo dicho, como cualquier droga ilegal pero con una pequeña diferencia: el azúcar es legal y se encuentra muy presente en nuestras vidas y bajo muchas formas distintas, escondido en infinidad de productos que compramos habitualmente en el supermercado.

¿Qué es la serotonina?

La serotonina es un neurotransmisor central sintetizado en el Sistema Nervioso Central. Éste juega un papel muy importante en el control del hipotálamo, así como en el estado de ánimo, el sueño, el dolor y la conducta alimentaria y sexual. Cuando los niveles de serotonina bajan, los vasos sanguíneos se dilatan o hinchan. Un nivel bajo de serotonina puede explicar problemas de ansiedad, depresión y cambios de humor. Los niveles de serotonina en el cuerpo afectan a los niveles de azúcar en sangre, y en los cambios de niveles de estrógeno en las mujeres. Además de ser una sustancia sedante y antidepresiva, actúa como un reloj que determina los ciclos de sueño y vigilia.

Otro de los problemas de esta adicción es que cada vez necesitamos mayor cantidad de azúcar para satisfacer nuestro cerebro. La dopamina juega un papel importante en este proceso. ¿Alguna vez, después de una comida en la que te has quedado lleno y satisfecho, has sentido la necesidad de comer adicionalmente algo dulce? Seguro que tu respuesta es que sí, que muchísimas veces. Lo que ocurre en estos casos es que el sistema de recompensa de dopamina se excita porque ya se ha acostumbrado al azúcar (y por lo tanto es adicto). Si no tomamos ese trozo de tarta o de helado en el que estamos pensando, el sistema de recompensa se encarga de conducirnos hacia un estado de depresión y nerviosismo. Si caemos en la trampa y comemos ese ansiado postre a pesar de estar satisfechos con la cena o la comida, además de cubrir el estado de ansiedad creando una adicción estamos desarrollando otro problema: nuestro cuerpo se acostumbra a comer dulce sin tener hambre. La dopamina tiene la culpa de que no siempre seamos capaces de decir no.

¿Qué es la dopamina?

La dopamina es una hormona cuya función en el Sistema Nervioso es la de neurotransmisor, es decir, que activa los cinco tipos de receptores de dopamina y sus variantes. La dopamina también es liberada por el hipotálamo y está fuertemente relacionada con las adicciones. El déficit de dopamina en los ganglios basales del cerebro causa la enfermedad de Parkinson.

Un estudio realizado con ratas en la Universidad de Princeton, Estados Unidos, demostró la relación entre el azúcar y la liberación de dopamina. Los investigadores descubrieron que los cerebros de las ratas que habían tomado una bebida azucarada habían liberado dopamina. Se cree que este mecanismo de señalización cerebral desencadena la motivación y, al producirse de forma repetida, la adicción. Al cabo de un mes, estas ratas «adictas» con mayores niveles de dopamina tenían menos receptores dopaminérgicos de un tipo y más receptores opioides. Estos sistemas de dopamina y opioide participan en la motivación y la recompensa, sistemas que controlan el deseo y el placer por algo. Lo más impactante de este estudio es que se observaron cambios similares a los que se observan en ratas adictas a la cocaína y la heroína.

Los investigadores también pudieron provocar signos de abstinencia en los animales al eliminarles la administración de azúcar. Los niveles de dopamina del cerebro de las ratas bajaban y, como resultado, mostraban ansiedad como signo de abstinencia. Comer azúcar nos hace sentir bien, pero como toda droga, la dependencia y el síndrome de abstinencia hace que desarrollemos procesos mentales diseñados para obtener más azúcar hasta que no podamos vivir sin él. Aunque pueda parecer exagerado, algunas personas pueden llegar a necesitar soporte externo de un psicólogo o terapeuta para apartar definitivamente el azúcar de sus vidas. Somos mucho más adictos al azúcar de lo que pensamos.

Ejercicio: *¿Tomo más azúcar del que creo?*

Ha llegado la hora de conocerte un poco más. De enfrentarnos a la verdad.

Ve al supermercado, con tu lista habitual de la compra escrita previamente en un papel. Seguramente te habrás dado cuenta de que has incluido más de un producto dulce que no necesitas. Descarta estos productos tachándolos de la lista. Con tu lista actualizada, paséate por los pasillos y cuando encuentres uno de los productos que buscas, mira su etiqueta. Seguramente te sorprenderás al ver que este producto lleva azúcar. Descártalo si es así.

Repite el ejercicio con todos los productos de tu lista. No esperabas que esa sopa de sobre llevara azúcar, ¿verdad?

La primera vez que realicé este ejercicio volví a casa con la cesta de la compra prácticamente vacía. Muchos de los productos que compraba habitualmente, como el pan de molde o algún precocinado (para qué negarlo, a todos nos da pereza cocinar de vez en cuando), llevan azúcar. Es sorprendente y un tanto aterrorizante ver la cantidad de productos en los que la palabra azúcar es habitual en la lista de ingredientes.

Ahora, y antes de guardar la escasa compra del supermercado, ve a la cocina y abre la nevera. Coge todos aquellos productos que no sean fruta o verdura. Ponlos encima de la mesa. Haz lo mismo con todos los cajones o estanterías donde almacenes comida. Repasa una a una las etiquetas de todos los productos. Aquellos que lleven azúcar, sitúalos a un lado de la mesa. Los que no, al otro. ¿Sorprendido? Tal vez hayas comprado algún producto de dieta en cuya etiqueta has leído «sin azúcar». Pues siento decepcionarte, pero es probable que en realidad hayas comprado algo que es todavía más perjudicial para tu salud que un producto con azúcar. Repasa la lista de ingredientes de este producto. Seguramente puedas leer en ella las palabras aspartamo, acesulfamo-k, o bien otras como por ejemplo ciclamato o isomaltosa. Si es así, resulta que has comprado un producto que a pesar de indicar que no contiene azúcar, sí lleva edulcorantes. Muchas veces éstos son peores para la salud que el azúcar refinado, pero ya hablaremos más adelante de ellos.

Y ahora, ¿qué? ¿Significa esto que debemos reducir nuestra dieta a los cuatro exclusivos alimentos o productos que hemos encontrado en la tienda y que no llevan azúcar? Por supuesto que no, aquí nadie va a dejar de comer, nadie va a pasar hambre. Pero lo cierto es que dejar el azúcar sí que significa replantearse toda la dieta. Es un modo de empezar a comer sano, no sólo de dejar de comer aquello que normalmente relacionamos con el azúcar como la bollería, los pasteles o cualquier tipo de dulce. Se trata de cambiar algunos hábitos.

Si normalmente compramos pan de molde industrial, a partir de ahora compraremos pan integral a ser posible hecho en la panadería. Si normalmente compramos sopas o cremas instantáneas, compraremos uno a uno los ingredientes por separado y dedicaremos un tiempo a cocinar nosotros mismos esa crema de verduras tan saludable. Tal vez debas empezar a comer más verdura y más fruta, alimentos naturales, a ser posible de origen ecológico debido a todos los pesticidas que reciben los cultivos a gran escala, pero dejemos esto a parte, ya que nos ocuparía otro libro. Más adelante veremos también qué carbohidratos debemos escoger a la hora de comprar y cómo afectan éstos a nuestro organismo y a nuestro índice glucémico.

Así que, manos a la obra. Apartar el azúcar de nuestras vidas es una aventura hacia una nueva forma de alimentación. Y toda aventura puede ser apasionante.

EL AZÚCAR Y LOS NIVELES DE GLUCOSA EN SANGRE

Veamos ahora cómo afecta a nuestro organismo el consumo de carbohidratos, centrándonos en los niveles de azúcar en sangre. Para considerar los niveles de azúcar en sangre cuando comemos carbohidratos hay que tener en cuenta la cantidad que ingerimos.

El índice glucémico (IG) y la carga glucémica (CG)

El índice glucémico

El índice glucémico (IG) indica la rapidez con la que se digiere un alimento y se dispara el nivel de glucosa en la sangre después de comer. Se trata de un sistema numérico que mide la velocidad con la que los diferentes alimentos disparan el azúcar en sangre. El IG clasifica los alimentos de acuerdo con su efecto en los niveles de glucosa. Este índice se basa normalmente en una cantidad de comida que contiene 50 gramos de carbohidratos y a ésta se le da un valor numérico. Cuanto más alto es este valor, más rápido responde la glucosa. Al tomar alimentos con un IG bajo, el azúcar en sangre se libera gradualmente y causa una subida de glucosa en sangre mínima. En cambio, los alimentos con un IG alto se descomponen mucho más rápido y el azúcar en sangre se dispara de forma drástica y muy veloz.

Para calcular el índice glucémico de un alimento, se proporcionan diferentes alimentos a diferentes personas para saber de qué manera reaccionan éstas. Pongamos que se suministran 50 gramos de carbohidratos en un conjunto de diferentes alimentos a 8 personas. Para obtener 50 gramos de carbohidratos, hay que consumir altas cantidades de comida. Los alimentos que tienen un índice de carbohidratos bajo deberán ser consumidos en mayor cantidad hasta llegar a la cantidad requerida para realizar el test del índice glucémico. Durante las siguientes dos horas, se revisan los niveles de glucosa en sangre cada 15 minutos a los diferentes individuos. Este proceso se repite dos o tres veces. Los valores de azúcar en sangre de los sujetos se comparan con glucosa pura, que tiene un IG de 100.

Algunos alimentos no son testados porque tendríamos que comerlos en cantidades exageradas para obtener 50 gramos de carbohidratos. Estos alimentos ingeridos de forma individual no comportan un gran aumento de azúcar en la sangre, pero tampoco significa que sean saludables, ya que contienen grandes cantidades de grasas o calorías.

Comer mucho no significa que el IG aumente, ya que éste indica la clasificación de un alimento comparado con otros que contienen la misma cantidad de carbohidratos. El IG mide únicamente la rapidez con que los carbohidratos disparan el aumento de glucosa en sangre. Un alimento que tiene un IG de 25, después de que comamos grandes cantidades de él, seguirá teniendo un IG de 25. Cuando la glucosa de los alimentos se absorbe, inmediatamente se eleva el nivel de azúcar en sangre, provocando la liberación de las hormonas de la digestión y de la insulina. Un alimento tiene un índice glucémico (IG) alto si éste es superior a 70. El hambre reaparece al poco tiempo de comer este tipo de alimentos. Los alimentos con un IG medio, con valores de entre 56 y 69, liberan azúcar más despacio. Los alimentos que provocan una liberación muy lenta del azúcar en la sangre, es decir que tienen valores de IG inferiores a 55, son aquéllos que sacian más y por lo tanto los más saludables y que ayudan también a perder peso. El IG permite identificar claramente los alimentos de esta categoría para escogerlos mejor.

Un poco de historia

Hasta los años 70 se creía que los glúcidos engendraban una respuesta glucémica idéntica con respecto a una misma porción. A mediados de la misma década, Phyllis Crapo, investigadora de la Universidad de Stanford, California, comprobó que por una misma cantidad de glúcido puro, cada uno engendraba una elevación diferente de la glicemia. Posteriormente, en 1981 y a partir de los estudios realizados por Phyllis Crapo, David Jenkins definió los índices glucémicos tomando en consideración la totalidad de la curva glucémica generada por el alimento estudiado de manera aislada en ayunas. David Jenkis le atribuyó de forma arbitraria el índice de 100 a la glucosa.

Tabla de índices glucémicos
de los principales alimentos

ALIMENTO	ÍNDICE
Maltosa	110
GLUCOSA	100
Zanahorias cocidas	92
Miel	87
Puré de patatas instantáneo	80
Maíz en copos	80

Arroz blanco	72
Patatas cocidas	70
Pan blanco	69
Barritas Mars	68
Sémola de trigo	67
Muesli suizo	66
Arroz integral	66
Pasas	64
Remolachas	64
Plátanos	62
Azúcar blanco (SACAROSA)	59
Maíz dulce	59
Pasteles	59
Guisantes verdes	51
Patatas fritas	51
Patatas dulces (boniatos)	51
Espaguetis de harina refinada	50
Uvas	45
Pan de centeno integral	42
Espaguetis de trigo integral	42
Naranjas	40
Manzanas	39
Tomates	38
Helados	36
Garbanzos	36
Yogur	36
Peras	34
Leche entera	34
Leche desnatada	32
Judías	29
Lentejas	29
Salchichas	28
Melocotones	26
Pomelo	26
Ciruelas	25
Cerezas	23
FRUCTOSA	20
Soja	15
Cacahuetes	13

La carga glucémica

Independientemente de la cantidad que comamos, la velocidad a la que sube la glucosa en sangre seguirá siendo la misma. Es evidente que cuanta más cantidad comamos de ese alimento, mayor cantidad de azúcar tendremos en la sangre, pero la rapidez a la que aumente será la misma. Es precisamente a la hora de considerar las porciones cuando entra en juego la carga glucémica. Ésta, además de valorar la celeridad en que un alimento se convierte en azúcar en la sangre, tiene en cuenta la cantidad de carbohidratos que tiene una ración de un alimento en particular. Los valores de carga glucémica baja tienen valores de 10 o menos, los alimentos de carga glucémica media van desde 11 hasta 19, y los considerados alimentos de carga glucémica alta tienen un valor de 20 o más.

La carga glucémica tiene en cuenta el Índice Glucémico pero proporciona una imagen más completa que el IG por sí solo. El valor de carga glucémica es preferible, ya que aporta mayor información y proporciona un número basado en la cantidad de carbohidratos de una ración en vez de la cantidad de comida que se necesita para llegar a los 50 gramos de carbohidratos. Normalmente una persona no come 50 gramos de carbohidratos de golpe. Sería bastante complicado comerlos de melón o de zanahorias, a pesar de que ambos tienen un nivel de IG elevado. La CG se calcula multiplicando el IG de un alimento por la cantidad de carbohidratos en gramos de una ración. Este número se divide posteriormente entre 100 para obtener la CG. Por ejemplo: una raja de melón con un índice glucémico de 72 y un contenido de carbohidratos de 5 gramos tiene una CG de 3,6, lo cual es muy poco.

La utilidad de la CG está basada en la idea de que consumir alimentos con un elevado IG en pequeñas cantidades tendría el mismo efecto en el azúcar en sangre que consumir alimentos con bajo IG en grandes cantidades. Por ejemplo: un alimento con un IG de 100 y un contenido en carbohidratos de 10 gramos tiene una CG de 10. Un alimento con un IG de 10 y 100 gramos de carbohidratos tiene también una CG de 10.

Cálculo del IG y la CG

El índice glucémico (IG) de los alimentos se calcula en relación con la glucosa, a la que se le atribuye un valor IG de 100. La carga glucémica (CG) se obtiene al dividir el IG por 100, y el resultado se multiplica por el contenido de carbohidratos disponibles de una ración en gramos. La velocidad a la que se digieren y asimilan los diferentes alimentos depende del tipo de nutrientes que los componen, de la cantidad de fibra presente y de la composición del resto de alimentos presentes en el estómago e intestino durante la digestión. Por ejemplo, la sandía tiene un IG alto (72), pero su CG es baja (4), porque sólo hay 6 gramos de carbohidratos disponibles en una ración (120 g) de sandía. Los alimentos que tienen una CG baja, suelen tener un IG bajo. Los alimentos con valores intermedios o altos de CG, tienen un IG que varía de muy bajo a muy alto.

Diferencia entre el índice glucémico (IG) y la carga glucémica (CG)			
	IG Bajo	IG Medio	IG Alto
CG Baja	Cereales integrales, fresas	Piñas, melones Cereales refinados, arroz integral Cuscús, arroz refinado	Palomitas de maíz, sandía, pan integral
CG Media	Plátanos, pan blanco		Cerezas, harina tostada
CG Alta	Fideos, macarrones, espaguetis		Patatas

Una buena razón para tener en cuenta la CG es el ejemplo de las zanahorias. Las zanahorias tienen un alto IG basado en los 50 gramos de carbohidratos que se necesitan para el test de IG. A pesar de ello, sólo hay tres o cuatro gramos de carbohidratos en una zanahoria. Para obtener 50 gramos tendríamos que comer unas 15 zanahorias enteras. Una persona corriente no suele comer tantas zanahorias de una sentada, así que la cantidad de carbohidratos en estas zanahorias si nos las comiéramos, seguiría siendo baja. Considerando tanto el IG como la porción, la CG nos aporta una descripción más realista de cómo la comida afecta nuestros niveles de glucosa en sangre.

Carbohidratos y cáncer

Muchos estudios relacionan las dietas ricas en productos de origen animal con el origen del cáncer sin tener en cuenta, a la hora de analizar los datos, el efecto de los carbohidratos en la dieta y las alteraciones en el metabolismo de la glucosa. Se ha comprobado que los factores relacionados con los carbohidratos y su contribución energética, el índice glucémico y la carga glucémica de los alimentos, la glucemia y la insulinemia*, están altamente asociados al riesgo de desarrollo de los diferentes tipos de cáncer.

*Tasa de insulina en la sangre.

EL AZÚCAR DESEQUILIBRA
NUESTRO ORGANISMO

¿Qué es la homeostasis?

El equilibro es necesario en todos los aspectos de la vida: en el trabajo, en las relaciones personales, y también en nuestra forma de alimentarnos. Y es en este aspecto donde la llamada homeostasis entra en juego. La homeostasis se entiende normalmente como un equilibrio interno de los sistemas químicos y electromagnéticos. Este equilibro permite y fomenta una mejora en las funciones internas necesarias para el crecimiento, la curación y la vida en sí misma. Nuestro cuerpo se cura cuando está en homeostasis, y a la vez, éste necesita estar sano para mantener el estado de homeostasis. Cuando ese equilibro se rompe, es cuando estamos expuestos a caer enfermos, susceptibles de agarrar desde un simple resfriado a sufrir enfermedades más serias.

El azúcar afecta directamente a la homeostasis. Cuando tomamos azúcar, la primera reacción que sufre nuestro cuerpo es que el índice glucémico se dispara y el páncreas segrega insulina. La función principal de esta acción es bajar el nivel de azúcar en sangre para devolver el equilibro; es decir, para volver a la homeostasis. El páncreas es el órgano principal del sistema endocrino. Existen varios sistemas del cuerpo que ayudan a regular la homeostasis, y el endocrino es uno de los más importantes.

Pero no sólo el páncreas se ve afectado. Todo nuestro cuerpo se revoluciona cuando tomamos demasiado azúcar. Otros órganos salen a ayudar al páncreas segregando cantidades demasiado elevadas o demasiado escasas de sus respectivas hormonas en un intento por mantener la homeostasis. El caos reina en el cuerpo. Este agotamiento al que el cuerpo se ve expuesto es el causante de gran variedad de dolencias como problemas de tiroides, diabetes o incluso problemas relacionados con la menopausia.

Dos de las más conocidas fatales consecuencias de tomar azúcar son la hipoglucemia y la hiperglucemia. La primera, como su raíz latina *hipo* (prefijo de origen griego que significa inferioridad) indica, es una concentración baja de glucosa en sangre. Esto ocurre cuando el páncreas segrega demasiada insulina. Cuando ocurre lo contrario, cuando el páncreas no segrega suficiente insulina, podemos sufrir hiperglucemia.

Otra falta de homeostasis causada por el azúcar es la bajada de defensas. El azúcar reduce los niveles de fagocitos, disminuyendo así la capacidad del cuerpo de combatir virus e infecciones y, por lo tanto, dañando el sistema inmunológico. Cuando nuestras defensas están bajas, la tendencia a tener infecciones o virus aumenta. Además, nos falta energía y estamos más débiles, con lo cual podemos sufrir de insomnio y anemia, entre otros.

A mayor cantidad consumida de azúcar, mayor trastorno sufre el cuerpo. Se puede llegar a estar más de 24 horas fuera de homeostasis tras la ingesta de azúcar.

¿Qué son los fagocitos?

Los fagocitos son células presentes en la sangre y en otros tejidos animales cuya función es captar y eliminar bacterias dañinas para el organismo mediante un proceso conocido como fagocitosis. Las células dañadas y los microbios son destruidos gracias a este proceso. Además, los fagocitos juegan un papel importante a la hora de prevenir y controlar infecciones y combatir virus invasores, eliminando las células infectadas por éstos. Existen alimentos y plantas medicinales que estimulan y mejoran la fagocitosis de la célula como la equinácea, la vitamina C o el ajo. Estudios recientes han demostrado que el número de organismos digeridos por los fagocitos disminuye drásticamente durante más de seis horas después de ingerir azúcar.

El azúcar altera la relación entre los minerales

La mayoría de los sistemas del organismo, como el endocrino, el inmunológico o el digestivo, necesitan de los minerales para funcionar correctamente.

Los minerales actúan en nuestro cuerpo en relación unos a otros. Cuando un mineral escasea en nuestro organismo, los demás tampoco funcionarán correctamente. Consumir demasiado azúcar obliga a todo el sistema a reajustarse para compensar el exceso de glucosa en sangre, y los minerales se ven arrastrados del torrente sanguíneo.

Y ahí empiezan los problemas. El azúcar altera el balance de las relaciones entre los minerales en el organismo, y con eso provoca deficiencias de cromo y cobre e interfiere en la absorción de calcio y magnesio. Para la digestión, purificación (a nivel hepático) y eliminación del azúcar hace falta que el organismo utilice vitaminas y minerales de sus reservas.

Algunos minerales como el sodio, el potasio y el magnesio se movilizan y son utilizados por transformación química; el organismo, en un intento de restaurar el equilibrio ácido-alcalino de la sangre hacia un valor más normal, produce sustancias neutralizantes.

Al consumir azúcar a diario se produce un estado de sobreacidez y cada vez hacen falta más minerales de la reserva del organismo para corregir el desequilibrio. Por ejemplo: para proteger la sangre, el organismo retira calcio de los huesos y dientes, lo cual da lugar al inicio de un proceso de deterioro y debilitamiento generalizado. Cuando no hay suficientes minerales funcionando correctamente en el torrente sanguíneo, el número de fagocitos del sistema inmunológico se ven reducidos considerablemente.

Consecuencias

Las enzimas necesitan minerales para funcionar correctamente. Se trata de proteínas creadas por el organismo que aceleran los procesos del cuerpo.

Por ejemplo, las enzimas tienen un papel muy importante en la digestión, ya que transforman la comida en sus componentes simples: carbohidratos en azúcares simples, grasas en ácidos fáticos y proteínas en aminoácidos.

Cuando las enzimas no pueden funcionar correctamente debido a una deficiencia en minerales, muchos de los alimentos dejan de digerirse correctamente.

Si la proteína no se digiere bien, puede pasar a la sangre en forma de polipéptidos, que son pequeñas moléculas proteínicas que contienen aminoácidos.

El problema es que las proteínas que son parcialmente digeridas suelen ser normalmente partículas demasiado grandes como para que puedan ser usadas por las células. Es más, pueden causar los típicos síntomas de las alergias: sinusitis, enrojecimiento ocular, estornudos, etc.

Estas partículas pueden trasladarse a tejidos, articulaciones y huesos, causando artritis. Pueden incluso pasar al sistema nervioso y desarrollar esclerosis múltiple. Para combatir todos estos desajustes, los glóbulos blancos o leucocitos necesitan un suministro extra de proteínas correctamente digeridas. La presión ejercida en las enzimas por culpa de un exceso de azúcar debilita el sistema inmunológico que está menos preparado para combatir enfermedades.

El azúcar y el mal humor

La glucosa alimenta el cerebro igual que alimenta los otros órganos. Cuando el azúcar en la sangre disminuye rápidamente, el cerebro y el sistema nervioso son los primeros en verse afectados. Los cambios de humor son un síntoma de agotamiento y un nivel bajo de azúcar en la sangre puede ser la base de este cansancio. Los síntomas del descenso de azúcar en sangre suelen ser ansiedad, fatiga, cambios de humor, depresión, o nerviosismo. El azúcar blanco refinado y los carbohidratos refinados bajan el nivel de azúcar en la sangre y debilitan los mecanismos que tiene el organismo para el control de glucosa. Una dieta rica en carbohidratos refinados y azúcares como pasteles, refrescos o galletas da como resultado la hipoglucemia funcional. Un nivel bajo de azúcar en sangre produce un funcionamiento confuso del cerebro e influye tanto en las acciones como en las actitudes o los sentimientos. Para estabilizar los niveles de azúcar en sangre es necesario comer cada dos o tres horas, consumir alimentos ricos en carbohidratos complejos (cereales integrales, azúcar integral de caña, frutos secos, pastas integrales), fibras, proteínas y alimentos ricos en vitamina B y cromo. El azúcar puede elevar los niveles de serotonina en el cuerpo, lo que puede causar hiperactividad, falta de concentración e irritabilidad.

Qué hay que tener en cuenta
al comer carbohidratos

La entera utilidad del IG y la CG es relativa. Mientras que estos ayudan a determinar cómo afecta un alimento al azúcar en sangre, es necesario fijarnos en otros elementos a la hora de tener en cuenta qué escogemos comer. Esto se debe a que ni el índice glucémico ni la carga glucémica tienen en cuenta factores mucho más relevantes a la hora de elegir llevar una dieta sana y equilibrada, como el valor de los nutrientes, las vitaminas y los minerales que contienen los diferentes alimentos. Otro factor es el modo en que lo que comemos afecta a nuestro sistema inmunológico, al sistema endocrino, al digestivo, al hígado y a los minerales. Ni el IG ni la CG consideran el hecho de que la mayoría de azúcares, frutas y verduras están constituidas de glucosa y fructosa. La fructosa que contiene un producto natural no hace subir el azúcar en sangre, en cambio la glucosa sí.

Por ejemplo: el azúcar blanco refinado, el azúcar moreno, la miel, las frutas y las verduras contienen un 50% de glucosa y un 50% de fructosa. Los productos hechos de maíz pueden estar modificados en cuanto a la cantidad de glucosa y fructosa que contienen (los porcentajes normalmente rondan el 55% de glucosa y el 45% de fructosa, pudiendo ser el porcentaje de este último más alto). Debido a que la fructosa no hace disparar el nivel de glucosa en sangre, los alimentos que contienen fructosa tienen un IG y una CG bajo, pero no tienen por qué ser más saludables.

Cuando un índice glucémico alto es consumido con grasa o proteína, la cantidad de glucosa en sangre permanece en un nivel normal. Por ejemplo, si comemos patatas con mantequilla y proteína como pescado o carne, la glucosa en sangre se dispara. La grasa y la proteína estabilizan el almidón de la patata porque éstas se desplazan lentamente en el cuerpo. Los carbohidratos circulan por nuestro organismo mucho más rápido que la proteína o la grasa.

Otro factor a tener en cuenta a la hora de comer es la cantidad total de azúcar que contiene un producto. El IG y la CG sólo se centran en la cantidad de carbohidratos. El total del azúcar de un alimento es importante, ya que todas las formas de azúcar pueden alterar la química del cuerpo, reducir los minerales y suprimir el sistema inmunológico.

Seguro que habrás oído miles de veces que son mucho menos saludables los alimentos procesados que los naturales. Esto se debe a que la comida natural tiene un valor nutricional más alto que los alimentos procesados. Por ejemplo, al comer puntualmente un alimento con una carga energética elevada, si éste es natural tal vez nos provoque tener un nivel de IG o de CG alto, pero evitaremos el resto de problemas que conllevan los alimentos procesados.

También es muy importante considerar el factor de la saciedad. El azúcar es adictivo y nos hace querer más tras consumirlo porque no nos sentimos satisfechos después de hacerlo. Una patata con un IG alto nos llena y hace sentirnos satisfechos. Mejor sentirnos saciados que querer comer más, ¿no?

Por último, hay que tener en cuenta las calorías. Un alimento que tenga un IG y una CG bajos puede tener muchas calorías. Por ejemplo: las manzanas tienen un IG de 38, y una de tamaño medio que pese unos 138 gramos provee un IG de 6, el cual es bajo. En cambio, 28 gramos de cacahuetes pesan menos que una manzana, tienen un IG muy inferior (14) y proveen una CG mucho más baja (1), pero se considera más saludable comer una manzana que cacahuetes. Esto se debe a que una manzana tiene aproximadamente 65 calorías, mientras que una onza de cacahuetes contiene unas 164. Si sólo nos basáramos en el índice glucémico o en la carga glucémica, tendríamos que suponer que es mejor tomar una bolsa de cacahuetes como merienda que una manzana. Raro, ¿no?

EL AZÚCAR ESCONDIDO

Ha llegado el momento de hacer frente a la amenaza, de conocer dónde se encuentra para poder empezar a evitarla. En el mercado, éstos son los 10 alimentos que mayor cantidad de azúcar contienen:

1. **Golosinas:** caramelos y todo tipo de chucherías. El 95 % de su composición es azúcar.
2. **Cacao soluble:** alrededor del 72 %.
3. **Mermelada:** la fruta confitada aporta demasiada cantidad de azúcar al organismo. De cada 100 gramos, 68 son azúcar.
4. **Dátiles secos:** tienen una cantidad del 67 % de azúcar.
5. **Uvas pasas:** cerca de 66 gramos de azúcar por cada 100 de alimento.
6. **Chocolate blanco:** tiene más cantidad de azúcar que el chocolate negro, alcanza el 56 % de azúcar en su composición.
7. **Crema de chocolate con avellanas:** contiene 55 gramos de azúcar por cada 100 gramos.

8. Chocolate con leche: 54 % de azúcar.
9. Leche condensada: aporta cerca del 54 % de cantidad de azúcar.
10. Galletas: 34 gramos por cada 100 de alimento.

Los azúcares refinados son en general perjudiciales para nuestra dieta. La glucosa, la fructosa, la sacarosa, la galactosa, la maltosa y la lactosa se digieren a tal velocidad que el cuerpo los convierte en grasas saturadas. Los ácidos grasos saturados se introducen en el sistema vascular obstruyendo las arterias y aumentando la probabilidad de sufrir desde diabetes hasta un derrame cerebral.

Veamos con detalle las características y consecuencias de cada uno de estos azúcares refinados:

La sacarosa

La sacarosa se encuentra en casi todos los alimentos procesados como el azúcar de mesa, la dextrosa, la melaza o el jarabe de arce, entre otros. La sacarosa proviene de las cañas de azúcar o de remolacha, y está compuesta de glucosa y fructosa. Como no contiene vitaminas ni minerales tiene que «robarlos» del cuerpo en el que es asimilada a modo de parásito. La dextrosa es un monosacárido conocido como glucosa, que proviene de la hidrólisis del almidón de maíz y es un ingrediente principal en muchos alimentos procesados. La dextrosa está dentro del grupo de las sacarosas porque actúa de una forma parecida a modo de parásito de los minerales y las vitaminas, privando al cuerpo de sus reservas de micronutrientes. El azúcar natural es un azúcar blanco en su mayoría formado por sacarosa. A pesar de costar más que la sacarosa, el azúcar natural en un 96 % sacarosa menos procesada y el azúcar de mesa contiene un 99 % de ella. Las calorías vacías de este falso llamado producto natural actúan exactamente del mismo modo que la sacarosa.

El azúcar moreno comúnmente es en realidad azúcar blanco refinado al que se le añade extracto de melaza. La melaza negra está hecha de las sobras líquidas del azúcar de mesa procesado. Contiene además pequeñas cantidades de hierro, calcio y vitamina B, pero éstas pierden todo su valor con el 65 % de sacarosa que contiene. El jarabe de arce también se compone en un 65 % de sacarosa. Existen varias técnicas de procesamiento que lo contaminan con plomo. Una de las más utilizadas para transformarlo en un producto de mercado es hervir la savia de arce en recipientes de plomo, lo que causa la contaminación del producto.

Los almidones simples

Los azúcares refinados suministran calorías, pero carecen de vitaminas, minerales y fibra. Estos azúcares simples a menudo son llamados «calorías vacías» y pueden llevar al aumento de peso, ya que el cuerpo los convierte en azúcares. Muchos alimentos refinados, como la harina blanca, el azúcar blanco, el pan blanco o las galletas, carecen de vitaminas del complejo B y otros importantes nutrientes, a menos que aparezcan etiquetados como «enriquecidos». Lo más recomendable es obtener carbohidratos, vitaminas y otros nutrientes en la forma más natural posible, por ejemplo de frutas en lugar del azúcar de mesa.

La fructosa

El azúcar es malo es todas sus formas, pero la fructosa es una de sus peores variantes.

La fructosa puede causar:
- Resistencia a la insulina
- Obesidad
- Presión arterial elevada

- Niveles de triglicéridos y de LDL (Lipoproteínas de baja intensidad o «colesterol malo») elevados.
- Reducción de las vitaminas y los minerales del organismo.
- Enfermedades cardiovasculares y del hígado.
- Artritis y gota.

La fructosa es un producto natural únicamente cuando se encuentra en frutas frescas que contienen todas las vitaminas y los minerales que permiten la correcta asimilación de ella como un nutriente para el organismo. La fructosa como producto procesado es unas 20 veces más dulce que el azúcar de mesa y se usa como aditivo para endulzar todo tipo de alimentos.

La glucosa es una forma de energía diseñada para ser ejecutada. Cada célula de nuestro cuerpo, cada bacteria y cada ser viviente del planeta la utiliza para obtener energía de ella. Si sólo obtenemos glucosa de frutas y verduras consumimos unos 15 gramos al día, lo cual está muy lejos de los 73 gramos al día que puede consumir un adolescente que bebe refrescos edulcorados a diario. En frutas y verduras la glucosa se mezcla con nutrientes, vitaminas y minerales que moderan los efectos metabólicos negativos.

Igual que la sacarosa, la fructosa procesada priva el cuerpo de sus micronutrientes con el fin de asimilarlos para su propio uso. Como aditivo edulcorante, se agregan enzimas a la fécula de jarabe de maíz, que produce «Jarabe de Maíz de Alta Fructosa». Es por eso que recomiendo siempre mirar la etiqueta de la lista de ingredientes.

La fructosa no eleva en exceso el nivel glucémico, pero sí que hace elevar los triglicéridos séricos de la sangre de manera significativa. La digestión de la fructosa es muy baja. Para la transformación en glucosa y acetatos, la fructosa roba energía ATP almacenada en el hígado. La digestión se va dificultando conforme se forman pequeños depósitos de glucógeno en el hígado y en los músculos. Los triglicéridos séricos se elevan y las reservas de vitaminas, encimas, minerales y ATP del hígado son rescatados del cuerpo para que disfrutemos de un momento de aparente dulzura.

¿Por qué es peor la fructosa que la glucosa?

Nuestro cuerpo metaboliza la fructosa de manera diferente a la glucosa. El 100% de toda la carga al metabolizarse la fructosa cae en el hígado. Con la glucosa este porcentaje se reduce al 20%.

Gran parte de la glucosa que ingerimos es quemada inmediatamente después de ser consumida. En cambio, la fructosa se trasforma en libres AGL (ácidos grasos) y LDL o colesterol malo, y los triglicéridos son almacenados como grasa.

Los ácidos grasos que se crean en el proceso de metabolización de la fructosa se acumulan en forma de gotas de grasa en el hígado y los tejidos de los músculos y el esqueleto, lo cual causa una resistencia a la insulina en el hígado. Además la resistencia a la insulina causa la diabetes de tipo II.

La fructosa es el carbohidrato más lipofílico de todos. Esto significa que la fructosa muta en glicerol -3-fosfato, que es directamente usado para convertir los ácidos grasos libres en triglicéridos. Cuantos más g-3-p tengamos en nuestro organismo, más grasa almacenamos. La glucosa en cambio no actúa de la misma forma.

Cuando comemos 120 calorías de glucosa, menos de una se almacena como grasa. En cambio, de 120 calorías de fructosa 40 son almacenadas como tal. Así que ingerir fructosa consiste básicamente en ingerir grasa. Además el metabolismo de la fructosa en el hígado crea una larga lista de toxinas y una gran cantidad de ácido úrico que eleva la presión arterial y causa gota.

La grenalina es una hormona que determina el apetito. Pues bien, la fructosa no tiene ningún efecto sobre ella, lo que significa que ésta no se da cuenta de que el organismo ya se ha saciado comiendo fructosa (porque de hecho no se sacia), con lo cual seguimos teniendo hambre. Además, la fructosa interfiere en la comunicación del cerebro con la leptita (hormona que informa al hipotálamo de que el cuerpo tiene bastante comida y que debe inhibir el apetito), e incita también las ganas de seguir comiendo. Si además tenemos en cuenta que solemos consumir fructosa en grandes cantidades, lo que hace que sus efectos negativos se multipliquen dramáticamente, la situación se agrava notablemente.

Chocolate: no es tan bueno como nos hacen creer

Mucha gente alaba el consumo de chocolate, especialmente el chocolate negro, por sus supuestas propiedades antioxidantes. La mayoría de las veces esto no es más que una excusa para seguir consumiéndolo con frecuencia. El chocolate contiene flavanoles, que son antioxidantes que previenen la acción de los radicales libres, pero esto no significa que la tableta que sueles comprar en el supermercado sea un producto antioxidante. Los granos de cacao contienen estos antioxidantes, pero lo cierto es que cuando son procesados para transformarlos en un producto de mercado, pierden muchas de estas propiedades. El chocolate que compramos suele llevar mucho azúcar, especialmente el chocolate con leche. Esto hace del chocolate un producto a evitar, pero el azúcar no es su único problema. Éste suele contener grasas que también reducen sus posibles efectos saludables.

Seguro que habrás escuchado que «el bueno» es el chocolate negro, pero esto es relativamente cierto. Al no llevar tanta leche, no tiene tanta grasa y por lo tanto también lleva menos azúcar, pero esto no lo hace más saludable. En primer lugar porque aunque sea en menor cantidad, sigue conteniendo azúcar. En segundo, porque la cafeína que contiene es perjudicial para nuestra salud y causa adicción y deshidratación (ésta es una de las muchas sustancias que hace que el páncreas libere insulina, lo cual afecta al metabolismo de la glucosa). Por último, como se ha comentado más arriba, porque el chocolate procesado pierde gran parte de sus propiedades antioxidantes.

La mejor opción es disfrutar de los beneficios que el chocolate proporciona, es decir de los flavanoles, consumiendo frutas como manzanas, uvas, arándanos o bayas de Goji, y verduras y hortalizas como el brócoli o la cebolla. Los arándanos contienen sustancias químicas como las antocianinas que son todavía más poderosas que los polifenoles del cacao para la protección contra los radicales libres.

La miel

¡¡Pero si la miel es natural!!, habrás pensado. Pues bien, resulta que la miel es el azúcar que mayor cantidad de calorías contiene, concretamente 64 calorías por cucharada en comparación a las 46 por cucharada que contiene el azúcar de mesa. Este aumento de calorías se manifiesta mediante un aumento de ácidos grasos en el suero sanguíneo, un aumento de peso, además de una alta probabilidad de que aparezcan caries. La miel es químicamente casi indistinguible del azúcar. El azúcar contiene glucosa y fructosa en forma de sacarosa, y la miel los contiene en cantidades casi iguales como monosacáridos.

Además se usan muchos pesticidas en su cultivo agrícola. Muchos fabricantes calientan la miel para darle una apariencia más clara y supuestamente más atractiva para las ventas. Este proceso destruye los nutrientes y las enzimas que contiene la miel. Algunos agricultores alimentan las abejas con agua azucarada para que resulte más sabrosa, mientras que otros añaden jarabe de azúcar al producto para conseguir el mismo efecto. Si quieres consumir miel de vez en cuando, compra la que sea de cultivo biológico y de aspecto más espeso para que al menos también consumas todos sus nutrientes.

Los tres «tols»: xilitol, sorbitol y manitol

El xilitol se extrae de la celulosa de abedul y es considerado un alcohol de carbohidrato. A pesar de tener la misma cantidad de calorías que la sacarosa, se metaboliza de diferente manera y tiene que ser usada con mucho cuidado por parte de diabéticos e hipoglucémicos.

El sorbitol y el manitol son alcoholes dulces industriales hechos a base de hidrógeno y glucosa extraída de la caña de azúcar. Al tener una absorción lenta, son atractivos para usar en chicles y dulces nombrados «sin azúcar».

Ambos son famosos por nutrir e incrementar las bacterias de la boca, también llamadas *Streptococcus Mutans*, que tienen tendencia a pegarse en los dientes. Cuando se comen otros tipos de azúcares, estas bacterias proliferan y manifestan la química perfecta para aumentar el deterioro de los dientes mucho más allá de lo normal. A pesar de que no hay estudios que hayan detectado este problema, algunos investigadores creen que el factor cancerígeno puede estar relacionado con el comportamiento de este nutriente alterado.

Jarabe de maíz de alta fructosa

Se trata de un edulcorante formado por un grupo de jarabes de maíz procesado para aumentar su contenido en fructosa. Este edulcorante se utiliza en casi todos los alimentos procesados, en muchos refrescos y en otros productos como salsas de tomate, galletas o yogures. El jarabe de maíz de alta fructosa aumenta el colesterol LDL «malo», los niveles de colesterol y contribuye al desarrollo de la diabetes.

Jarabe de malta

La mayoría de los jarabes de malta que se añaden a los alimentos para edulcorar el sabor no elevan el azúcar en sangre. Muchos jarabes de arroz y otros azúcares de malta contienen cantidades significativas de glucosa, maltosa y jarabe de maíz que son agregados para potenciar y aumentar el sabor dulce. Éstos crean una respuesta en el suero sanguíneo similar a la sacarosa, ya que roban las enzimas vitales, los minerales y las vitaminas del cuerpo para la asimilación digestiva. Únicamente el jarabe de malta 100 % de cebada tiene un efecto mínimo sobre la salud interna del organismo, pero su precio es tan elevado que plantearse su consumo diario resulta casi inconcebible.

Calcula las cucharadas de azúcar que contiene un producto

5 gramos = 1 terrón de azúcar

Si cada día comes, por ejemplo, un yogur azucarado (la cantidad de azúcar en yogures suelen rondar los 20 gramos) quiere decir que consumes un mínimo de 4 terrones de azúcar diarios. Ésta es una buena forma de ser consciente de las cantidades de azúcar que consumimos mediante alimentos procesados. Si tratas de visualizar los gramos de azúcar en terrones o cucharadas, te darás cuenta de lo presente que está éste en tu alimentación diaria.

La siguiente tabla muestra un ejemplo de la cantidad de azúcar que puede consumir una persona a lo largo del día sin darse cuenta:

RACIÓN (gr. o ml.)	ALIMENTO	AZÚCAR (gr.)
20	3 galletas de chocolate	6,86
60	1 magdalena	11,5
40	1 croissant	3
100	2 rodajas de piña en almíbar	15,8
330	1 lata de refresco de cola	32
100	2 bolas de helado	21
25	2 cucharadas de salsa barbacoa	1,45
125	1 yogur con frutas	18,5
20	3 onzas de chocolate con leche	11,28
TOTAL (24 terrones de azúcar)		121,39

Sin azúcar añadido

Cuando leemos las etiquetas de los ingredientes o los componentes de la tabla nutricional nos encontramos con una serie de nombres que muchas veces no conocemos. Lo cierto es que el azúcar se esconde tras varias formas y, por lo tanto, tras diferentes nombres. Es importante conocerlos todos para saber qué tipo de producto estamos comprando. Además, cuando compramos productos cuya indicación libre de azúcar o sin azúcar añadido aparece en la parte frontal del embalaje, debemos tener en cuenta que entre sus ingredientes se pueden encontrar edulcorantes que sí aumentan el azúcar en sangre. La mayoría de estos edulcorantes son perjudiciales para nuestra salud.

Los azúcares y edulcorantes de carga, es decir que tienen una metabolización lenta o nula y que por lo tanto sólo representan un lastre para nuestro organismo, casi no pueden ser distinguidos por los consumidores porque tienen nombres muy parecidos. Uno de estos es la isomalta.

Se trata de un disacárido hecho a base de azúcar poco digestible. Este alcohol de azúcar se descompone muy despacio y sólo tiene un aprovechamiento de energía del 50 %. Por eso se considera más bien como fibra que aporta un sabor dulce, sin que eleve demasiado el nivel de azúcar o de insulina. Sin embargo hay que tener en cuenta que este edulcorante de carga puede provocar flatulencia y diarrea. Los chicles y los caramelos sin azúcar pueden contener isomalta.

En el caso de los almidones, la expresión *sin azúcar añadido* es falsa, ya que estos sí suben los valores de azúcar y de insulina. Por ejemplo, el azúcar glas hace elevar el nivel de azúcar en sangre mucho más despacio que la harina blanca.

Nombres tras los que se esconde la glucosa

- Almidones
- Amilopectina
- Amilosa
- Azúcar cande
- Azúcar de caña
- Azúcar de caña sin refinar
- Azúcar de gelatina
- Azúcar de grano grueso
- Azúcar de mesa
- Azúcar de remolacha
- Azúcar de vainilla
- Azúcar en polvo
- Azúcar glas
- Azúcar invertido
- Azúcar moreno
- Azúcar refinado
- Caramelo
- Dextrina
- Dextrosa
- Fondant
- Lactosa (azúcar de leche)
- Maltodextrina
- Maltosa (azúcar de malta)
- Miel
- Sacarosa
- Sirope de arce
- Sirope de glucosa
- Sirope de maíz
- Sirope de malta
- Zumo concentrado de manzana
- Zumo concentrado de pera
- Zumo de pita

Cómo saber si el azúcar es añadido
y en qué cantidad

Lo cierto es que no podemos saberlo. En la información nutricional de las etiquetas aparece la cantidad de azúcar en gramos, pero es una cantidad total de los azúcares que contiene el alimento en cuestión. No existe un cálculo exacto para saber qué cantidad del azúcar es añadido. Lo que sí podemos saber es que si el producto lleva edulcorantes artificiales, éstos no aparecerán como azúcar añadido. Los alcoholes de azúcar como el xilitol o el sorbitol aparecen en la lista de ingredientes, pero no en la información de valores. Esto es terrible, ya que no sabemos qué cantidad de edulcorante químico estamos ingiriendo, y teniendo en cuenta que no tienen ningún aporte nutricional y que además algunos de ellos pueden ser causa de cáncer, la falta de información en las etiquetas sobre estos aditivos que ni son considerados alimentos resulta todavía más preocupante.

Aspartamo, el peor veneno

Tal vez creas que los edulcorantes artificiales como el aspartamo son más seguros y menos propensos a causar un aumento de peso o problemas de salud. Muchos mensajes de marketing predican que el consumo de este tipo de edulcorantes es más saludable que la glucosa y dan una falsa sensación de seguridad. Los fabricantes y vendedores de estos productos han conseguido convencer a millones de consumidores de que los productos químicos utilizados en los alimentos endulzados artificialmente son seguros. Pero lo cierto es que los argumentos utilizados para convencernos de la salud y la naturalidad de estos ingredientes son falsos. Una bebida o un alimento creado por un laboratorio es siempre peor que uno hecho a partir de productos naturales.

El aspartamo fue descubierto en 1965 por el químico James S. Schlatter mientras trabajaba en su laboratorio en un medicamento para curar la úlcera péptica. Schlatter derramó por accidente en su dedo uno de los productos químicos que estaba usando en ese momento. Se humedeció el dedo con su saliva y descubrió el sabor dulce del aspartamo. Esto anunció el comienzo de uno de los aditivos más peligrosos y controvertidos de la historia.

Inicialmente se negó la aprobación de los productos que contenían aspartamo, ya que los estudios aportaban datos dudosos acerca de su fiabilidad. Se hallaron tumores cerebrales en experimentos con animales y no se conocían los efectos ni las consecuencias a largo plazo en los humanos. Cuando el ciclamato fue retirado del mercado en Estados Unidos, la sacarina parecía no poder llenar el gran vacío que éste había dejado. Estudios de la empresa en la que Schlatter trabajaba determinaron sospechosamente que el aspartamo era viable de ser introducido en los alimentos para endulzarlos. Investigaciones independientes demostraban lo contrario, pero los grandes productores no hicieron caso de ellas. Actualmente existen muchos estudios que tratan de buscar los efectos negativos de esta sustancia. Los resultados de algunos de ellos resultan escalofriantes. El aspartamo tiene algunos efectos negativos a corto plazo y otros a largo plazo, y puede ser un desencadenante de cáncer.

La principal dolencia causada por el aspartamo es la migraña, pero otras reacciones pueden ser:

- dolor de cabeza
- cambio en el estado de ánimo
- convulsiones y crisis
- insomnio
- cambios en el ritmo cardíaco
- calambres y dolor abdominal
- pérdida de la memoria
- erupciones
- náuseas y vómitos
- fatiga y debilidad
- mareos
- diarrea
- urticaria
- dolor articular

¿Qué es exactamente el aspartamo?

El aspartamo es una neurotoxina compuesta por 3 ingredientes: ácido aspártico, en un 40 %, fenilalanina, que representa el 50 % del producto químico en peso, y metanol, en un 10 %. Es 180 veces más dulce que el azúcar. El aspartamo está presente en más de 6000 productos, incluyendo:

- Bebidas con gas
- Refrescos en polvo
- Postres congelados
- Chicle
- Yogur
- Edulcorantes de mesa
- Gelatinas
- Pastillas para la tos
- Productos dietéticos

La fenilalanina y el ácido aspártico son dos aminoácidos combinados con un enlace de éster. Normalmente consumimos estos aminoácidos cuando comemos. Éstos son inofensivos cuando forman parte de los alimentos naturales no procesados, pero pueden causar problemas cuando son manipulados químicamente. El cuerpo inicialmente rompe el enlace de éster existente entre estos dos aminoácidos para convertirlos en aminoácidos libres. Los efectos neurotóxicos de estas sustancias en su forma libre pueden tener consecuencias inmediatas como dolores de cabeza, mareos e incluso convulsiones. El cuerpo requiere pequeñas cantidades de estos aminoácidos para funcionar correctamente, pero una alta concentración de ellos en forma de aspartamo puede causar una quema excesiva de las neuronas en el cerebro o incluso la muerte celular en un proceso llamado «de excitotoxicidad». El cuerpo no reconoce la fenilalanina ni el ácido aspártico en su forma libre, pero el sistema intentará administrarlos mediante la metabolización, lo que causará problemas en nuestra salud. Los elementos químicos que contiene el aspartamo son absorbidos por las células del intestino, donde se dividen en otros aminoácidos y derivados. Un porcentaje muy elevado de los productos químicos que se absorben viajan directamente al intestino delgado.

Otro de los componentes dañinos del aspartamo es el ácido aspártico. Las funciones de este ácido son básicamente las de actuar como un neurotransmisor en el cerebro. Las personas que sufren de atrofia cerebral o depresión suelen tener los niveles de ácido aspártico muy bajos. En cambio en dosis elevadas tienen un efecto contrario, pueden llegar a causar daños cerebrales.

¿Qué es la excitotoxicidad?

La excitotoxicidad es el proceso patológico por el cual las neuronas son dañadas y destruidas por las sobreactivaciones de receptores del neurotransmisor *excitatorio glutamato*. Las excitotoxinas también pueden estimular la producción de radicales libres, que dañan tejidos y órganos en todo el cuerpo. También pueden acelerar enfermedades como la artritis, la arteriosclerosis, el cáncer y la enfermedad arterial coronaria.

Aspartamo en los productos de régimen

Si estás intentando perder peso y cuando vas al supermercado tu mirada cae inevitablemente sobre la palabra «light», debes saber que muchos de estos productos contienen aspartamo. Ve al supermercado (o a tu cocina) y revisa todos aquellos productos que has comprado con la intención de llevar una alimentación más saludable. Si haces la prueba, probablemente te sorprendas al encontrar la cantidad de productos donde el azúcar es sustituido por este terrible químico. Tendrás que acostumbrarte a mirar la etiqueta.

Cáncer cerebral

El aspartamo como causante de cáncer cerebral es un tema controvertido. Sin embargo, hay evidencias suficientes como para advertir de ello a cualquier persona preocupada por disfrutar de una buena salud.

En el año 1984 se aprobó el uso del aspartamo en los refrescos. En menos de un año, el incremento de cáncer cerebral creció a un ritmo mucho más rápido que cualquier otro tipo de cáncer. Según el Instituto Nacional del Cáncer, en 1985 se produjo un aumento del 10 % en cáncer cerebral maligno. Dos años después, el mercado se inundó de bebidas dietéticas que contenían aspartamo.

Las mujeres jóvenes que beben grandes cantidades de bebidas de este tipo son especialmente susceptibles de desarrollar los tres tipos específicos de cáncer en el cerebro: glioblastoma, astrocitoma y linfoma primario.

Además, resulta alarmante la evidencia de que las mujeres que consumen aspartamo durante el embarazo tienen hijos con mayor riesgo de cáncer de cerebro y de médula espinal.

Los hechos hablan por sí solos.

Refrescos y bebidas edulcoradas

Son unos de los productos de mercado que mayor cantidad de azúcar tienen. Sabemos que se trata de una de las causas de mayor impacto sobre la obesidad en Estados Unidos. En España y en Latinoamérica su consumo es cada vez mayor, especialmente entre la población más joven. Los refrescos azucarados son uno de los productos que peor parados salen cuando se buscan las causas del aumento de obesidad infantil en los países desarrollados. La intensa publicidad y las campañas de *marketing* de conocidas y poderosas marcas no ayudan demasiado a acabar con este problema. Un informe de la Organización Mundial de la Salud en el año 2003 decía literalmente que «el consumo elevado y creciente de bebidas azucaradas por los niños en muchos países es sumamente preocupante. Se ha calculado que cada nueva lata o vaso de bebida azucarada que consumen al día aumenta en un 60 % su riesgo de acabar siendo obesos». Todas las bebidas de este estilo (refrescos de cola, con gas, bebidas carbonatadas) contienen grandes cantidades de azúcar. Existen también bebidas de fruta, que no zumos, hechas de una pequeña cantidad de zumo de fruta y montones de azúcar. Un reciente producto que goza de mucha popularidad son los cócteles embotellados, con o sin alcohol. Éstos también están repletos de azúcar. Pasa lo mismo con las bebidas energéticas. Además de contener sustancias como la cafeína o la taurina, que ya son de por sí perjudiciales, tienen muchísimo azúcar, fructosa y edulcorantes. No te dejes engañas por los refrescos light o de dieta. La mayoría de ellos contienen edulcorantes como el aspartamo, que como hemos visto son todavía más perjudiciales para la salud que el azúcar.

Sustituye estas bebidas por zumos naturales o envasados sin azúcar añadido y de origen orgánico. Si dudas, ya sabes lo que tienes que hacer: mira la etiqueta. Si tienes hijos adolescentes, conciéncialos de lo malos que son estos refrescos, ya que es muy probable que tengan acceso a ellos en el colegio o el instituto.

La mayoría de estas bebidas contienen ácido fosfórico, que eleva los niveles de fósforo en el cuerpo y que además cambia el pH del cuerpo, volviéndolo ácido y causando estrés en el organismo. Seguro que has escuchado alguna vez que se utiliza bebida de cola como producto de limpieza industrial; pues bien, esto es precisamente debido al ácido fosfórico. ¿De verdad vas a seguir consumiendo un producto que también se usa para limpiar?

Acesulfamo-K

Este edulcorante descubierto en 1967, también llamado E 950, se encuentra presente en muchos productos, especialmente en bebidas carbonatadas y no carbonatadas, en zumos y néctares de frutas, en productos dietéticos y hasta en pastas y enjuagues bucales o medicamentos. A pesar de que faltan estudios, se ha relacionado el acesulfamo-k con la aparición de tumores renales y con el cáncer.

ENFERMEDADES Y DOLENCIAS RELACIONADAS CON EL AZÚCAR

Ya sabemos que el azúcar es adictivo y que cualquier sustancia adictiva es perjudicial para la salud de nuestro organismo. Ahora ha llegado el momento de conocer las verdaderas consecuencias de esta adicción. El azúcar puede ser la causa de muchas dolencias y enfermedades, que pueden ir desde la obesidad o diabetes hasta cáncer o demencia, pasando por la epilepsia e incluso la esquizofrenia. Lo cierto es que el azúcar puede estar relacionado con muchos problemas de salud, aparentemente menores, muchos de los cuales nunca hubieras relacionado con él. Es necesario que conozcas cuáles son para que seas consciente de lo evitable que debería ser el azúcar en nuestra dieta diaria.

La hipoglucemia

Como se ha mencionado anteriormente, la hipoglucemia significa tener un nivel bajo de azúcar en sangre, es decir el descenso del azúcar sanguíneo por debajo de una cifra que se considera mínima, que es la de 60 mg/dL (3.3 mmdol/dL). Pero a pesar de que suene contradictorio, consumir más azúcar no soluciona este problema, al contrario, puede ser su causa.

¿Qué ocurre?

Cuando la glucosa escasea, las células del tejido nervioso no pueden ser nutridas con normalidad y el organismo activa unos mecanismos de protección del peligro que advierten que debe actuarse con rapidez. Se produce el aumento de una serie de hormonas como la adrenalina, el cortisol, el glucagón y la hormona del crecimiento, cuya finalidad es movilizar las reservas de glucosa que existen en el hígado.

En personas con diabetes, el descenso excesivo de glucosa se debe a una dosis demasiado alta de insulina o de pastillas hipoglucemiantes, o bien a la ingesta insuficiente de carbohidratos en una comida o a un ejercicio físico inadecuado.

La hipoglucemia se presenta de forma muy rápida bajo los diferentes síntomas de sudoración, palpitaciones, nerviosismo, debilidad, sensación de hambre e incluso modificaciones en el comportamiento. Además, si no trata de corregirse, la hipoglucemia puede causar visión borrosa, dificultad para hablar, confusión mental e incluso pérdida del conocimiento.

Una de las posibles causas de la hipoglucemia aparece en diabéticos por culpa de la medicación. La otra causa se subdivide en hipoglucemia en ayunas y en hipoglucemia reactiva. Un tipo de hipoglucemia reactiva que se presenta en bebés y niños es causada por alimentos que contienen los azúcares fructosa y galactosa o el aminoácido leucina. La fructosa y la galactosa impiden la liberación de glucosa del hígado y la leucina estimula la sobreproducción de insulina del páncreas. En ambos casos, el resultado es una baja concentración de azúcar en la sangre después de ingerir alimentos que contienen estos nutrientes. En los adultos, la ingestión de alcohol en combinación con azúcar, por ejemplo ginebra y agua tónica, puede causar la hipoglucemia reactiva. Los valores de azúcar bajos llevan al funcionamiento incorrecto de muchos de los sistemas orgánicos. El cerebro es especialmente sensible a los valores bajos, ya que la glucosa es su principal fuente de energía. El cerebro responde a los valores bajos de azúcar en la sangre y, mediante el sistema nervioso, estimula las glándulas suprarrenales a liberar adrenalina. Esto provoca, a su vez, la liberación de azúcar por parte del hígado para adaptar su concentración en sangre. Si la concentración se sitúa en unos valores demasiado bajos, el funcionamiento del cerebro puede verse perjudicado.

Hiperglucemia o diabetes

Tipo 1 y tipo 2

Como seguramente ya sabrás, existen dos tipos de diabetes, la tipo 1 y la tipo 2.

La diabetes de tipo 1 también se llama diabetes juvenil, ya que suele aparecer en los primeros años de edad o en la adolescencia. Afecta a un 10 % de los diabéticos. Su deficiencia consiste básicamente en que el páncreas no produce insulina o bien lo hace sólo en cantidades muy pequeñas y por lo tanto insuficientes. Por desgracia no tiene cura, pero sí puede ser prevenida, a pesar de que la comunidad científica crea que su causa es genética o viral.

El resto y gran mayoría de personas afectadas por la diabetes (el 90 %) sufren la llamada diabetes de tipo 2. El cuerpo se resiste o se opone a los efectos de la insulina, incluso si éste la sigue produciendo, o bien el cuerpo produce algo de ella pero no suficiente como para mantener los niveles de azúcar en sangre. Una dieta adecuada, medicamentos o, en los casos más graves, inyecciones de insulina comprenden los diferentes modos de tratar esta dolencia.

Curar la diabetes

La diabetes suele interpretarse como una enfermedad de niveles de azúcar en sangre elevados, pero en realidad se trata de una enfermedad de la insulina. Es importante hacer esta distinción para llevar a cabo los tratamientos adecuados. Muchos médicos suelen pasar por alto esta diferencia, y de ahí la falta de eficacia real de los tratamientos convencionales. Nuestro cuerpo tiene la sabia habilidad de manifestarse y tratar de curarse a sí mismo cuando está enfermo. Por ejemplo, cuando nos resfriamos, los síntomas son en realidad un mecanismo que el organismo pone en marcha para deshacerse de las bacterias o los virus. Si tomamos medicamentos que sólo se centran en los síntomas, alargaremos el catarro y, además, no solucionaremos la raíz del problema. Con la diabetes ocurre lo mismo. La mayoría de tratamientos se centran en la reducción del azúcar en sangre, mientras que elevar los niveles de insulina puede ser todavía peor. Los niveles altos de insulina pueden causar problemas de corazón, enfermedades vasculares, presión arterial, cáncer, etc. En la mayoría de los tratamientos para la diabetes tipo 2 se suelen utilizar medicamentos que elevan el nivel de insulina o inyecciones que la contienen. El resultado es que este tipo de tratamientos están relacionados con muchos efectos secundarios y con una esperanza de vida menor en personas con diabetes.

El azúcar y los niños

A diferencia de la diabetes tipo 2, cuya causa es la resistencia a la insulina debido a una mala alimentación y a la falta de ejercicio, las personas con diabetes tipo 1 no producen insulina y por lo tanto deben inyectársela varias veces al día para sobrevivir. La diabetes del tipo 1 es una enfermedad autoinmune en la que el sistema inmunológico destruye las células del páncreas que producen insulina. La enfermedad tiene tendencia a progresar con rapidez y por lo tanto es importante diagnosticarla a tiempo para evitar así sus peores consecuencias: ceguera, insuficiencia renal, enfermedad cardíaca y accidente cardiovascular. A pesar de que la diabetes del tipo 2 es mucho más frecuente que la del tipo 1, esta última está aumentando considerablemente en los últimos años.

En el año 2009, un estudio realizado por *The Lancet* reveló que los casos de diabetes tipo 1 en niños podían duplicarse en los próximos 10 años. Existen varias causas. En primer lugar, en la actualidad los niños crecen demasiado rápido. Ésta es la llamada «hipótesis del acelerador», que dice que los niños son más grandes que antes y que al crecer más rápido son más propensos a desarrollar diabetes del tipo 1. Otra hipótesis, aunque pueda sonar extraña, es la que dice que actualmente estamos «demasiado limpios». Esto no significa que debamos ducharnos con menos frecuencia, sino tener cuidado con la agresividad de los productos de higiene. Muchos productos contienen un exceso de químicos que nos privan de la exposición a ciertos gérmenes y parásitos, volviéndonos más susceptibles de contraer enfermedades como la diabetes. Beber demasiada leche de vaca también es negativo. Incluir leche de vaca en la dieta de los niños los primeros 6 meses de vida causa daños en el sistema inmunológico y puede desencadenar enfermedades autoinmunes, incluyendo la diabetes. El exceso de polución en las ciudades también está relacionado como una causa del riesgo de diabetes del tipo 1. A pesar de que todos estos factores influyen, la deficiencia de Vitamina D es una de las principales causas de esta enfermedad. La «hipótesis de la luz solar» dice que los países situados más cerca del ecuador tienen menores tasas de diabetes tipo 1. De hecho, la mayor proporción de casos se diagnostican en otoño e invierno.

La deficiencia de vitamina D impide el metabolismo de la glucosa reduciendo la secreción de insulina y aumentando el riesgo de sufrir diabetes juvenil.

Existe una investigación que sugiere que si una mujer embarazada tiene óptimos niveles de vitamina D durante el embarazo, el riesgo del niño de padecer diabetes de tipo 1 se ve reducido de forma radical. Es por eso que se recomienda a las madres optimizar sus niveles de vitamina D durante los meses de gestación, especialmente en los meses de invierno. Lo cierto es que todas las células de nuestro cuerpo responden a la vitamina D, incluido el páncreas.

Según el Dr. Michael Holick, uno de los principales investigadores de la vitamina D en el mundo, los niños que toman suplementos de vitamina D a partir del primer año de edad tienen un 80 % menos de riesgo de desarrollar diabetes del tipo 1. Si eres madre o padre, asegúrate de comprobar sus niveles de vitamina D, de que pasen suficiente tiempo bajo el sol (sin olvidar el uso de cremas solares) y de que tomen alimentos naturales que la contengan o suplementos que aumenten sus niveles y prevenirlos así de la diabetes del tipo 1.

¿Cuál es la dosis diaria recomendada de vitamina D?

Se recomienda que los bebés lactantes tomen de 7,5 a 10 microgramos o 400 unidades internacionales (UI) de vitamina D al día. Tras el período de lactancia y hasta los 14 años, se recomienda tomar 200 UI. Para los adultos por debajo de los 50 años se aconseja que la cantidad sea de 200 UI, de 400 para las personas comprendidas entre los 51 y los 70 años, y finalmente de 600 UI para los ancianos de más de 70 años.

Esquizofrenia y depresión

Hoy en día todo el mundo sabe que una alimentación sana es importante para reducir y prevenir el riesgo de enfermedades del corazón, diabetes, obesidad o, en general, para mantener un buen estado de salud física. En cambio, pocas personas creen o saben que la salud mental también está relacionada con factores nutricionales. Algunos estudios han encontrado una relación significativa entre las dietas altas en azúcar y los problemas de salud mental como la depresión y la esquizofrenia.

Existen dos mecanismos por los cuales el consumo de azúcar refinado podría ejercer un efecto tóxico sobre la salud mental. En primer lugar, el azúcar suprime la actividad de una hormona de crecimiento clave en el cerebro llamada BDNF (factor neurotrófico derivado del cerebro). Esta hormona potencia la salud y el mantenimiento de las neuronas en el cerebro, y desempeña un papel vital en la función de la memoria activando el crecimiento de nuevas conexiones entre las neuronas. Los niveles de BDNF son extremadamente bajos en la depresión y la esquizofrenia, lo que explica que ambos síndromes a menudo conduzcan a la contracción de las regiones clave del cerebro con el paso del tiempo (la depresión crónica en realidad conduce a un daño cerebral).

En segundo lugar, la inflamación es otro de los problemas que causa el consumo de azúcar y que puede desencadenar en problemas mentales. Normalmente la inflamación se asocia a un mayor riesgo de enfermedad cardíaca, diabetes, artritis e incluso algunas formas de cáncer. Esto se debe a que el azúcar desencadena una serie de reacciones químicas en el cuerpo que causan la inflamación crónica. A largo plazo, la inflamación puede ocasionar la interrupción del funcionamiento del sistema inmunológico y puede causar estragos en el cerebro y, por lo tanto, aumentar el riesgo de aparición de enfermedades mentales.

El azúcar y el cáncer

Suele decirse que el cáncer es la epidemia de este siglo. Por desgracia, es muy probable que conozcas a más de una persona que lo haya sufrido. Existen muchos tipos de cánceres y sus causas son distintas: factores hereditarios, polución, tabaco, el sol, el virus del papiloma, una mala alimentación, etc. Muchas veces la causa del cáncer es evidente, como en el caso del de pulmón en personas fumadoras. Pero otras veces los médicos especialistas dan por desconocido el origen, sin prestar atención a algo tan básico como la dieta.

Qué es el cáncer

El cáncer es el desarrollo anormal de las células cancerosas en nuestro cuerpo. Las células llamadas linfocitos son aquellas que se encargan de detectarlas y destruirlas. Cuando los linfocitos no reconocen las células cancerosas, éstas se multiplican a gran escala y forman tumores malignos que pueden extenderse a otras partes del cuerpo diferentes de donde se han originado en un proceso conocido como metástasis.

El cáncer pide azúcar

Una persona con mala salud tiene mayor riesgo de sufrir cáncer, ya que su sistema inmunológico se ve debilitado por una mala dieta. Sus células se dañan por la contaminación del organismo y, al no recibir ningún control por parte de los linfocitos, continuarán creciendo hasta que el cáncer se desarrolle.

El azúcar se ha relacionado como una posible causa del cáncer desde que el doctor Otto Warburg recibió en 1931 el Premio Nobel de Medicina. Éste descubrió que las células normales funcionan mejor con oxígeno como un catalizador para transportar energía. En cambio, las células anormales transportan energía sin oxígeno. El cáncer se metaboliza a través de un proceso de fermentación, siendo su metabolismo 8 veces mayor que el de las células normales. El cáncer se encuentra constantemente al borde de la inanición y por lo tanto pide continuamente al cuerpo ser alimentado, lo cual supone un sobreesfuerzo para éste. Cuando este suministro se interrumpe, el cáncer comienza a morir de hambre a menos que pueda hacer que el cuerpo produzca azúcar para autoalimentarse.

Es entonces cuando el llamado «síndrome de caquexia» tiene lugar. Esto ocurre cuando el cuerpo produce azúcar de proteínas (efectivamente, ¡no de carbohidratos!) en un proceso llamado glucogénesis. Éste es el azúcar con el que el cáncer se alimenta. El cuerpo finalmente muere de hambre, tratando de alimentar el cáncer.

Entonces, sabiendo que el cáncer necesita y pide azúcar, ¿tiene sentido alimentarlo de él? Y por lo tanto, ¿tiene sentido llevar una dieta alta en carbohidratos?

Estudios sobre el cáncer y el azúcar

Existen numerosos estudios que prueban que tomar azúcar puede terminar en cáncer.

Un estudio con ratones y cáncer de mama humano ha demostrado que los tumores son sensibles a los niveles de glucosa en sangre. 68 ratones fueron inyectados con una cepa agresiva de cáncer de mama y alimentados con dietas para inducir o bien hiperglucemia y normoglucemia o bien hipoglucemia. Después de 70 días, 8 de 24 ratones hiperglucémicos sobrevivieron, mientras que de normoglucémicos fueron 16 de 24, y 19 de 20 de hipoglucemia.

Es evidente que este estudio sugiere que regular las cantidades que ingerimos de azúcar es básico para la desaceleración del crecimiento del tumor de mama.

En otro estudio realizado con humanos, se evaluaron los niveles de sangre en ayunas y el índice de fagocitosis en los neutrófilos (éstos miden la capacidad de las células inmunitarias para destruir los invasores como el cáncer). Se comprobó que comer 100 gr de carbohidratos de glucosa como sacarosa y miel, disminuía significativamente la capacidad de los neutrófilos de engullir las bacterias.

Otro estudio epistemológico realizado en 21 países que mantienen un registro de mortalidad reveló que el consumo de azúcar supone un enorme factor de riesgo que contribuye a mayores tasas de cáncer de mama, especialmente en mujeres maduras.

- **Normoglucemia** es la concentración normal de glucosa en sangre (plasma) (70/110 mg/l)
- **Hipoglucemia** es la concentración disminuida de glucosa en sangre (menos de 70 mg/l)
- **Hiperglucemia** es la concentración de glucosa en sangre elevada (mayor a 110 mg/l)

Obesidad

Los datos acerca de la obesidad en el mundo resultan cada vez más escalofriantes. Según la Organización Mundial de la Salud, en el año 2005 alrededor de 1600 millones de adultos en el mundo tenían sobrepeso, de los cuales más de 400 millones eran obesos. En cuanto a los niños, en el año 2005 más de 20 millones de menores de 5 años tenían sobrepeso. En Estados Unidos, alrededor del 64% de los adultos tiene sobrepeso y el

30,5 % es obeso, porcentaje que se ha duplicado con muchísima rapidez en los últimos 30 años. Los datos en España tampoco resultan menos aterradores. En el año 2005, España ocupaba el tercer lugar entre los países de Europa con mayor porcentaje de obesidad infantil. Según el ministerio de sanidad y consumo español, desde el 2005 hasta ahora el porcentaje de niños con obesidad ha aumentado considerablemente, y se ha convertido en el país europeo con el porcentaje de obesidad infantil más alto. En Latinoamérica, los datos de Argentina, Colombia, México, Paraguay, Perú y Uruguay muestran que más de la mitad de su población tiene sobrepeso y más del 15 % es obesa.

Las predicciones no resultan menos alarmantes. Se calcula que para el año 2015 habrá 2300 millones de adultos con sobrepeso, de los cuales más de 700 millones serán obesos. Esto, claro, sólo si seguimos descuidando nuestra dieta. No está todo perdido, únicamente hay que ser más consciente de lo que comemos y de cómo lo que comemos daña o beneficia nuestro organismo.

La obesidad tiene varias causas. Para empezar, en la actualidad llevamos una vida cada vez más cómoda. Tenemos máquinas que nos quitan mucho trabajo, el estrés hace que comamos rápido y poco saludable, la falta de tiempo para hacer ejercicio o cuidar lo que comemos, etc. Además de un estilo de vida poco saludable, existen otros factores que incrementan el riesgo de sobrepeso y obesidad. Se trata de tres hormonas: la leptina, la grelina y la insulina, que están estrechamente relacionadas con el hambre, con sentirse lleno y con el metabolismo del azúcar. Estas tres hormonas nos ayudan a entender por qué comemos embobados delante del televisor sin prácticamente ser conscientes de ello.

Sus funciones son las siguientes: la leptina es una hormona que indica al cuerpo que está lleno. La grelina, en cambio, se encarga de hacernos saber que estamos hambrientos. Por último, la insulina metaboliza la mayoría de los azúcares. La leptina y la grelina juegan en campos contrarios. La insulina elimina un exceso de glucosa en sangre del torrente sanguíneo y la lleva hacia las células que necesitan energía. A pesar de ello, niveles altos de azúcar en sangre combinados con poco o nada de ejercicio significa que la mayoría de la glucosa se convertirá en grasa. El mecanismo principal para hacer saber al cuerpo que debe segregar menos grelina para que nos sintamos llenos es liberar insulina. Parece ser que la respuesta fácil sería «¡haz más ejercicio!». Pero a pesar de ello, muchas personas hacen ejercicio y sólo consiguen tener más hambre. Así que créeme: la mejor solución será siempre dejar de comer azúcar.

No todos los edulcorantes o azúcares responden al ciclo de la insulina. La fructosa no lo hace; no utiliza insulina para metabolizarse porque lo hace en el hígado. Por lo tanto, el páncreas no libera insulina y los niveles de grelina se mantienen estables para que el cuerpo siga sintiendo hambre. Así, al no sentirnos saciados, seguimos comiendo y engordando.

Muchas campañas publicitarias en las que se ensalzaban los supuestos beneficios del azúcar, y cuyas apariciones en televisión todavía no logro comprender, han hecho que se haya obviado durante muchos años la estrecha relación que existe entre el azúcar y la obesidad y el sobrepeso. Piensa por un momento lo siguiente: si el azúcar daña tejidos de nuestro cuerpo tan duros como los dientes, causando caries, ¿cómo no iba a causar daños en tejidos más blandos?

El azúcar y los edulcorantes tienen sólo un objetivo claro: añadir calorías a la dieta. Los carbohidratos refinados, grandes culpables de la obesidad, están presentes en muchos alimentos procesados que contienen altas cantidades de azúcar. Los carbohidratos refinados nos engordan a través de un elevado índice glucémico, lo que significa que causan un aumento rápido de azúcar en la sangre. El azúcar se almacena en el músculo y si no se utiliza, se convierte en grasa. A pesar de que las estadísticas muestran que comemos menos grasa que en el pasado, la tasa de obesidad no ha parado de aumentar en el trascurso de los últimos 20 años.

- *Calcula el Índice de Masa corporal*

El Índice de Masa corporal se calcula a partir del peso y la medida. El valor se obtiene a partir de la siguiente fórmula:

$$\frac{\text{Peso (en kg)}}{\text{Estatura}^2 \ (m^2)}$$

Es decir, se trata de multiplicar la estatura en metros por ella misma para obtener el valor al cuadrado y dividir el peso por ese resultado. Por ejemplo 1,70 m x 1,70 m = 2,89. Si tu peso es de por ejemplo 65 kg, la formula quedaría así:

$$\frac{65}{2,89} = 22,49 \text{ IMC}$$

Tu índice de masa corporal sería 22,49.

- *¿Qué significado se le atribuye a este valor?*

    — Por encima de 30: obesidad
    — Entre 25 y 29,9: sobrepeso
    — Entre 18,5 y 24,9: peso normal
    — Por debajo de 18,5: infrapeso

No es la cantidad, es la calidad

Para determinar si los carbohidratos juegan un papel importante en el aumento de peso, se realizó un estudio con más de 600 participantes a los que se les midió el peso y la altura. El estudio tenía como uno de los principales requisitos documentar el tipo de carbohidratos que éstos comían durante un año. Las dos conclusiones principales fueron:

Las personas con un índice de masa corporal alto tenían tendencia a comer carbohidratos con un índice glucémico más alto que el resto.

La cantidad de carbohidratos que comía la gente no influía en absoluto sobre el índice de masa corporal.

Los investigadores también se dieron cuenta de que en algunos países se estaban añadiendo los niveles de glucemia en las etiquetas de los productos como guía para los que estaban intentando perder peso o controlar su diabetes.

La solución entonces, para evitar el sobrepeso y la obesidad, es tan sencilla como pensar que si un alimento sólo aporta calorías y ningún nutriente, lo hay que hacer es reemplazarlo por otros que aporten carbohidratos bajos en índice glucémico y añadir proteínas y vegetales a la dieta.

La obesidad infantil

Las estadísticas indican que la obesidad cada vez empieza antes. Los casos de niños con sobrepeso son cada vez más frecuentes y, por tanto, es de vital importancia evitarla. La prevención de la obesidad debe comenzar desde etapas tempranas de la vida. Ya en el embarazo debe garantizarse un buen estado nutricional. Es evidente que la alimentación influye directamente en el crecimiento y el desarrollo de los niños, además de los hábitos que adquieren conforme éstos van haciéndose mayores. Un buen o mal hábito aprendido de niño influirá en la salud futura. La dieta mediterránea, con sus diferentes variaciones regionales, puede contribuir a mantener el peso corporal en límites saludables, con una destacada presencia de frutas, verduras, cereales y legumbres. También deben incorporarse a la dieta diaria consumos adecuados de carnes, pescados, huevos y lácteos, y controlar en su conjunto la ingesta de grasa total y el aporte de ácidos grasos saturados. Hay que evitar toda bollería industrial y, en la medida de lo posible, el azúcar refinado.

Para conseguir un balance energético adecuado hay que estimular la práctica habitual de actividad física. A los más pequeños suele gustarles el deporte o la danza, así que no dudes en preguntar a tus hijos por aquella actividad que más les apetezca llevar a cabo.

Una dieta equilibrada, pobre en grasas saturadas y rica en verduras, legumbres, fruta y pescado, es garantía de bienestar, prevención de enfermedades cardiovasculares y fórmula de control del peso corporal. El niño, además, puede crear una dependencia con el azúcar de forma más rápida que el adulto. Es básico educarlo desde muy pequeño, hacerlo consciente de que el azúcar no le aporta nada y acostumbrarlo a dulces naturales como la fruta o los cereales sin azúcar añadido, como el muesli.

Falso mito: Agua con azúcar contra las agujetas

Seguramente lo habrás escuchado e incluso puede que lo hayas probado después de una jornada intensa de ejercicio. Pues bien, se trata de una falsa creencia. Esto es porque se creía que las agujetas estaban ocasionadas por el ácido láctico que los músculos producen con el ejercicio y que al cristalizarse no se eliminaban por la sangre, lo cual provocaba dolor. Esto es falso. Las agujetas son en realidad microlesiones musculares que se producen en las fibras de un músculo no entrenado o sobrecargado; así que tomar agua con azúcar, además de no eliminarlas ni prevenirlas, llena nuestro organismo de calorías vacías e inservibles después de hacer ejercicio. ¡Totalmente absurdo!

Uno de los principales motivos por el cual el azúcar es más agresivo para los niños que para los adultos es que su organismo no está del todo desarrollado. El sistema inmunológico necesita adquirir mayor inmunidad contra infecciones y el digestivo todavía está aprendiendo a digerir variedad de alimentos.

A pesar de que el cuerpo del niño es más capaz que el del adulto de volver a un estado de homeostasis, porque todavía no ha tenido tiempo de «disfrutar» del abuso del azúcar, la verdad es que éste puede alterar el organismo con consecuencias como el asma, alergias o incluso cambios de humor. El exceso de azúcar en los niños puede provocarles depresión, hiperactividad, agresividad, insomnio, etc.

Un estudio realizado en Noruega en 2005 con adolescentes de entre 15 y 16 años a los que se les preguntó sobre sus hábitos de bebida y posteriormente se les dio un cuestionario sobre salud mental, demostró que los adolescentes que beben grandes cantidades de bebidas azucaradas tienen también más problemas de salud mental, incluyendo la hiperactividad y la angustia.

La mayoría de los adolescentes bebían entre una y seis latas de refresco a la semana. Los peores problemas de salud mental se observaron en el 10 % de los niños y el 2 % de las niñas que bebían un mínimo de cuatro refrescos al día.

Y lo peor es que los niños que consumen mucho azúcar en sus diferentes formas (bollería, cereales, pasteles, chucherías, azúcar refinado, chocolate) tienen todos los números de convertirse en adultos agresivos. En 2008 se realizó en la Universidad de Cardiff (Reino Unido) un estudio con 17.500 personas con la intención de investigar los efectos de la dieta infantil sobre la violencia adulta. Los datos mostraron que el 69 % de los participantes que eran violentos a la edad de 34 años había comido dulces y chocolate casi todos los días durante la infancia, en comparación con el 42 % de los que no eran violentos. Es evidente que los factores sociales y educacionales tienen una enorme y casi directa influencia sobre el carácter de un adulto, y que son necesarias más investigaciones para demostrar las conclusiones que este estudio sugiere, pero lo cierto es que estos datos pusieron sobre la mesa una posible evidencia acerca de la sospecha de que la adicción a los aditivos crea agresividad y de que el azúcar tiene efectos negativos sobre nuestro estado de ánimo.

Epilepsia

La epilepsia consiste en una serie de anomalías en la actividad eléctrica del cerebro, y hace que éste sea incapaz de frenar e inhibir los impulsos eléctricos entre las neuronas. La crisis o ataque epiléptico se produce cuando hay una descarga excesiva de las células cerebrales. Los síntomas pueden ser convulsiones, alteraciones sensoriales, comportamientos anómalos, pérdida de conocimiento o bien una combinación de todos ellos, pudiendo darse varias veces en un mismo día o no aparecer en años. La epilepsia afecta a personas de cualquier edad y sexo y suele aparecer antes de los 18 años de edad. En todo el mundo existen 50 millones de afectados y en España se calcula que la padecen unas 400.000 personas.

En un estudio realizado con ratas a las que se les daban sustancias como litio o pilocarpina para inducir ataques, a algunas de ellas se les dio azúcar. Midiendo el tiempo hasta la aparición de estos ataques, se comprobó que aquellas ratas a las que se les había dado azúcar tardaban mucho menos en sufrirlos y aparecían con más frecuencia que las otras a las que no se les había dado azúcar. La conclusión que sugiere este estudio es evidente: una dieta acompañada de azúcar puede aumentar el riesgo de síntomas en personas que sufren de epilepsia.

Estudio sobre un tipo de epilepsia mortal

En el 2007 se llevó a cabo una interesantísima investigación que identificó un nuevo mecanismo de deterioro neuronal que podría explicar algunas enfermedades neurodegenerativas. La investigación, liderada por el barcelonés Joan J. Guinovart, director del Institut de Recerca Biomèdica (IRB), y el madrileño Santiago Rodríguez de Córdoba, profesor del Consejo Superior de Investigaciones Científicas (CSIC) en Madrid, descubrió que la acumulación de azúcar en las neuronas causa su destrucción. Como ya sabemos, el azúcar se acumula en las células en forma de largas cadenas de glucosa, siendo éste un proceso sano con fines energéticos. Se sabía que las únicas células que no almacenan glucógeno son las neuronas; sin embargo, sí lo hacen los astrocitos, que son otras células cerebrales. El estudio, publicado en la revista Nature Neuroscience, reveló que el exceso de glucógeno en las neuronas induce su muerte. Los investigadores identificaron este proceso estudiando la enfermedad de Lafora, un tipo de epilepsia mortal y por suerte poco usual, que se manifiesta entre los 10 y 17 años. Lo que vieron los científicos es que la acumulación de azúcar en las neuronas causa esta enfermedad. Además, señalaron que este mecanismo se da muy probablemente en otras dolencias neurodegenerativas en las que se centró el estudio.

Dieta cetogénica

La dieta cetogénica es un tipo de dieta que previene la epilepsia y ayuda a tratar a las personas que sufren de ella, ya desde niños. Esta dieta consiste en un alto contenido en grasas, muy pocos carbohidratos y absolutamente nada de azúcar. Tiene que estar prescrita por un médico y ser supervisada cuidadosamente por un dietista.

El término cetogénica proviene de las cetonas que produce el cuerpo y de génico, que significa producción. Las cetonas se forman cuando el cuerpo usa la grasa como fuente de energía. Por lo general, el cuerpo normalmente utiliza como tal los carbohidratos como el azúcar, el pan, o la pasta, pero debido a que la dieta cetogénica es muy baja en carbohidratos, las grasas se convierten en el principal combustible. Mediante unos niveles de cetona más elevados de lo normal pueden controlarse mejor las convulsiones. Sin embargo, hay otras muchas teorías de por qué la dieta va a funcionar.

Los tipos de alimentos que proporcionan grasa en la dieta cetogénica son la mantequilla, la crema de leche, la mayonesa y aceites como el de oliva. La comida tiene que prepararse con mucho cuidado, ya que la cantidad de carbohidratos y proteínas que permite la dieta es mínima. No pueden consumirse carbohidratos o azúcares de ninguna otra forma que la que el médico dicte. Aunque parezca mentira, incluso la pasta de dientes puede tener un poco de azúcar. Por esta razón, la dieta cetogénica tiene que estar siempre supervisada por un dietista y toda la familia tiene que familiarizarse con los alimentos que están permitidos y los que no.

Resultados sobre la dieta cetogénica

Varios estudios han demostrado que la dieta cetogénica reduce o previene las convulsiones en muchos niños cuyos ataques no habían podido ser controlados con medicamentos. Más de la mitad de los niños que comen según esta dieta ven reducido al menos en un 50 % el número de los ataques. Alrededor de un 10-15 % ven como éstos desaparecen por completo. Esta dieta es muy estricta, y puede llegar a desaparecer su efecto si la persona que la sigue se salta una sola comida. Seguir esta dieta puede ser especialmente difícil si hay otros niños en casa que lleven una dieta normal. Los niños pequeños que tienen libre acceso a la nevera se ven tentados por alimentos que no pueden tomar, especialmente dulces o chucherías. El trabajo de los padres es en estos casos crucial. La ayuda de un dietista o incluso un psicólogo puede ser necesaria y de gran ayuda.

La dieta suele funcionar bastante bien y da resultados muy positivos. Si los ataques logran ser controlados por un largo período de tiempo, como pueden ser 2 o 3 años, el médico pude sugerir volver a una dieta normal. Por lo general, el paciente va reduciendo la dieta cetogénica progresivamente. De todos modos, las familias pueden optar por seguir con la dieta cetogénica durante muchos años.

Asimismo, es importante tener en cuenta que no todos los especialistas querrán prescribirte a ti o a tu hijo una dieta cetogénica. No desistas. Si piensas que puede ayudarte y quieres probarla, busca otro médico, eso sí, sin dejar de medicarte antes. Normalmente, la dieta cetogénica se usa cuando los anticonvulsivos no resultan efectivos, y lo lógico sería probar primero la dieta antes que invadir el cuerpo con medicamentos químicos y usar éstos únicamente como última solución, pero siempre bajo la supervisión de un médico.

Si el azúcar no puede tomarse bajo ningún concepto en la dieta cetogénica, esto no deja de ser otra prueba más de lo mala que es esta sustancia para nuestro organismo y de que tiene un efecto muy significativo en la aparición de la epilepsia.

El azúcar sube los niveles de triglicéridos

Los triglicéridos son grasas transportadas por la sangre de los alimentos que comemos. La mayoría de las grasas que comemos, como la mantequilla o las margarinas y aceites, son en forma de triglicéridos. El exceso de calorías, el alcohol o el azúcar en el cuerpo se convierten en triglicéridos y se almacenan en las células grasas a través del cuerpo. Consumir alimentos altos en azúcares simples contribuye significativamente a tener niveles altos de triglicéridos.

El azúcar y el envejecimiento de la piel

El azúcar genera daños en las células y los tejidos al reaccionar con las proteínas, el ADN y otras moléculas en un proceso llamado «de glicación». La peor consecuencia de este proceso es la generación de puentes químicos entre las proteínas y otras moléculas grandes. Un tejido que se somete a este proceso tiene más posibilidades de volverse menos elástico y con mayor riesgo de rotura. El colágeno y la elastina son dos de las proteínas más susceptibles en este proceso. Estas dos son las encargadas de mantener la piel firme y elástica. Si se dañan, se vuelven secas y más quebradizas, lo cual provoca la aparición de pliegues y arrugas. Así, las personas con elevados niveles de azúcar en sangre tienden a tener una piel de peor calidad y son más propensas a un envejecimiento prematuro. Además, el proceso de glicación transforma el colágeno de tipo III (existen tres tipos de colágeno en la piel, y este último es el más estable) en tipo I, que es mucho más débil, y hace la piel mucho menos flexible. Este proceso nos vuelve mucho más vulnerables al sol, ya que las enzimas antioxidantes naturales del cuerpo se vuelven inactivas y es sabido que la exposición a los rayos UVA, además de ser un factor de riesgo muy elevado en cuanto al cáncer de piel, son otra de las causas de una piel de aspecto envejecido.

Candida albicans

La *Candida albicans* es un hongo presente en nuestro cuerpo. Se encuentra específicamente en las membranas superficiales y en las mucosas. Si su crecimiento aumenta desmesuradamente, puede afectar seriamente a nuestra salud. Una de las causas del aumento de este hongo suele ser el tomar demasiados antibióticos, ya que éstos reducen y debilitan la presencia natural de otros microorganismos que previenen su crecimiento descontrolado. La *Candida albicans* se alimenta sobre todo de azúcar y de carbohidratos. Es por eso que, entre otras cosas, cuando se sufre de estos hongos, nuestro deseo de comer dulces aumenta considerablemente. Si nuestra dieta tiene un alto consumo de azúcares simples y almidones estamos ayudando a su proliferación. Otra razón más para apartar el azúcar de nuestras vidas.

Tomar azúcar durante el embarazo

Muchas mujeres dejan de consumir café, tabaco, alcohol u otras sustancias socialmente reconocidas como perjudiciales para la salud durante el embarazo. El problema del azúcar es que no goza todavía de ese rechazo social que tanto ayudaría a litigar muchas de las enfermedades y de los problemas de salud de hoy en día. Es más, con el falso mito del antojo de la embarazada, muchas mujeres dan rienda suelta a sus caprichos de dulce, muchas veces incluso animadas a hacerlo por los familiares. Es cierto que las mujeres pueden sentir un fuerte deseo de comer golosinas, pero pueden pasar perfectamente sin comerlas. Además, este deseo no responde a una necesidad fisiológica de tomar azúcar, sino de comer más veces durante el día. Así, para evitar caer en la tentación con ese trozo de tarta, hay que separar las comidas normales (desayuno, comida y cena) en cantidades más pequeñas y comer con mayor frecuencia: mañana, media mañana, mediodía, un par de veces por la tarde y, finalmente, por la noche.

Durante el embarazo, el azúcar se absorbe rápidamente en la sangre y, con el fin de regularlo, el cuerpo requiere mayores cantidades de insulina que son liberadas en el páncreas. Al comer cantidades excesivas o incluso moderadas de azúcar, el páncreas tendrá dificultades para mantener el ritmo de segregación de insulina. Si el páncreas no puede cumplir con su trabajo, los niveles de azúcar en sangre permanecerán elevados. Esto es una de las causas principales del aumento de peso excesivo durante el embarazo. El ganar peso durante la gestación debería darse por el aumento de peso del feto, del pecho y de otras causas relacionadas directamente con el proceso de gestación, no por comer dulces.

Hay que tener en cuenta que cuando la mujer consume más calorías de las que necesita, no es sólo ella la que aumenta de peso, sino que el bebé también lo hace en exceso. Además, un aumento de peso excesivo, aumenta la posibilidad de riesgo de macrosomía, cuando el bebé es excesivamente grande debido a un nivel elevado y constante de azúcar en la sangre materna y por lo general debido a la diabetes gestacional. Esta condición aumenta el riesgo de complicaciones en el parto. No hace falta decir que los bebés de gran tamaño de las madres con niveles elevados de azúcar en la sangre también tienen un mayor riesgo de obesidad infantil. Además, suele abusarse de aquel «comer por dos» que es en realidad totalmente absurdo. Durante el primer trimestre del embarazo, no se requieren más calorías y el cuerpo sólo necesita 300 calorías adicionales durante el segundo y tercero, las cuales deberían consistir en proteínas, vitaminas y minerales, no en calorías vacías.

Un exceso de azúcar en sangre y las hormonas sexuales

Sí, como lo oyes. El azúcar también tiene consecuencias negativas en nuestra sexualidad. Los azúcares simples como la glucosa y la fructosa se metabolizan en el hígado, y almacenan su exceso en forma de lípidos (grasas). Un exceso de síntesis de grasa desactiva el gen de la globulina fijadora de hormona sexual (SHBG), cuya síntesis también se lleva a cabo en el hígado estimulada por estrógenos, y hace que los niveles de proteína SHBG caigan drásticamente, ya que es precisamente esta proteína la que controla los niveles de testosterona y estrógenos. Menos proteína SHBG significa que el cuerpo produce demasiada testosterona y demasiado estrógeno, lo que aumenta las probabilidades de aparición de acné, infertilidad, ovarios poliquísticos y cáncer de útero en mujeres con sobrepeso. Además, cantidades anormales de SHGB alteran el equilibrio entre los estrógenos y la testosterona, por lo que las mujeres están más expuestas a sufrir enfermedades del corazón. Como ves, el azúcar deja pocos sistemas del organismo a salvo.

El síndrome metabólico

El síndrome metabólico no es una enfermedad en sí misma, sino una serie de factores y riesgos en cuyo conjunto aumentan la probabilidad de sufrir enfermedades cardiovasculares y diabetes. Estos factores de riesgo son la hipertensión arterial, tener niveles altos de azúcar en sangre, colesterol alto y grasa abdominal. Es evidente que estos factores por sí solos son peligrosos y nada saludables, pero su combinación resulta todavía peor. En conjunto duplican el riesgo de padecer enfermedades del corazón y en los vasos sanguíneos y aumentan la probabilidad de sufrir ataques al corazón y derrames cerebrales, además de incrementar hasta cinco veces el riesgo de diabetes.

Existen cinco factores de riesgo que componen el síndrome metabólico. Su diagnóstico se da al padecer al menos tres de ellos:

- **Obesidad central.** Relación entre la cintura y la cadera: más de 90 cm en hombres y más de 85 cm en mujeres.

- **Colesterol.** Triglicéridos altos: 150 mg/dL o más.
- **Colesterol.** Bajo Colesterol bueno (HDL): menos de 40 mg/dL en hombres y menos de 50 mg/dL.
- **Presión arterial.** 130/85 mm Hg o más.
- **Azúcar en sangre.** Nivel alto en ayunas: 100 mg / dL o más.

El síndrome metabólico lo causan varias enfermedades y dolencias. Una de ellas es la resistencia a la insulina. Como se ha explicado anteriormente, la insulina es una hormona que ayuda al cuerpo a usar la glucosa como energía. En las personas con resistencia a la insulina, ésta no funciona correctamente y el cuerpo continúa produciéndola más y más para poder administrar la subida de la glucosa, causa de la diabetes. La resistencia a la insulina está también relacionada con un aumento de volumen en la barriga. Tomar con frecuencia carbohidratos refinados es una de las causas de que a la larga los receptores de insulina acaben funcionando incorrectamente. El síndrome metabólico puede evitarse llevando una dieta sana, haciendo ejercicio y dejando el consumo de azúcar.

Evitar el síndrome metabólico

A pesar de que tradicionalmente se pensaba que la causa principal de la obesidad, la diabetes y la resistencia a la insulina era el consumo en exceso de grasas saturadas, lo cierto es que cada vez es más evidente que los azúcares simples presentes en carbohidratos refinados y en refrescos también contribuyen a la aparición de esta serie de factores de riesgo. Para evitar sufrirlos, lo mejor es hacer ejercicio y llevar una dieta equilibrada y basada en alimentos naturales, limitando el consumo de productos envasados. Come mucha fruta y mucha verdura. Estudios recientes han demostrado que llevar una dieta saludable con un alto contenido en frutas y vegetales disminuye el riesgo de sufrir el síndrome metabólico.

DEJAR EL AZÚCAR

Plantearse dejar el azúcar no es fácil, pero seguro que llegados a este punto te lo has planteado seriamente (¡espero!). ¿Por qué seguir consumiendo una sustancia que es agresiva para tu organismo, que puede causarte enfermedades como el cáncer, que crea dependencia, que afecta a tu estado de ánimo, etc.?

Dejar el azúcar es cambiar un estilo de vida por otro más saludable. Se trata de replantearse la dieta, pero sin empezar a pasar hambre ni dejando de disfrutar del placer de comer. Como ocurre con todas las drogas, es posible que experimentes el síndrome de abstinencia, pero como en las demás adicciones, lo superarás. En poco tiempo empezarás a notar los efectos positivos de esta sabia decisión. No temas, estás en lo correcto. De hecho, cuando notes sus beneficios te darás cuenta de que es una de las decisiones más importantes que habrás tomado nunca. Tu cuerpo te lo agradecerá. Veamos ahora cómo afrontar este proceso, este paso adelante hacia lo que supondrá, en definitiva, una mejora radical en muchos aspectos de tu vida.

Mi consejo es que evites el azúcar tanto como puedas. Así que lo mejor que puedes hacer para cuidarte y gozar de una vida sana, es limitar su consumo en la medida de lo posible. Si además sufres de diabetes, colesterol alto, presión arterial alta u obesidad, tomar consciencia de las modificaciones en tu dieta habitual es todavía más necesario. Elimina los refrescos y las bebidas azucaradas de tu vida, aprende a beber café o té sin azúcar, limita al máximo el consumo de alimentos procesados, etc. No será fácil, especialmente esto último, ya que existe una enorme cantidad de productos de habitual consumo que contienen azúcares. Si deseas utilizar un edulcorante de vez en cuando, evita a toda costa los de origen artificial y usa con moderación el azúcar de caña y la miel, asegurándote siempre de que al menos sean de origen orgánico. Otra opción a tener en cuenta es la *Stevia*. Esta interesante alternativa goza cada vez de mayor popularidad, y no es para menos, ya que es un sustitutivo que parece no tener consecuencias negativas sobre nuestra salud.

Stevia. Una interesante alternativa

Una reciente alternativa a los edulcorantes químicos es la *Stevia*. Aunque aún son necesarias más investigaciones, parece que esta planta es una solución efectiva a los problemas de salud que causa el azúcar u otras sustancias como el aspartamo. Muchas empresas azucareras están en contra de la comercialización de la *Stevia*, y no es de extrañar, ya que la incursión en el mercado de esta planta podría suponer el fin de sus millonarios beneficios.

¿Qué es *la* Stevia?

La *Stevia* es una planta que crece en forma de arbusto, originaria de los bosques de Brasil y Paraguay. Los Indios Guaraní, que la llamaban «kaá-heé» y significa «hierba dulce», han utilizado esta planta para endulzar sus alimentos desde hace miles de años.

En 1887 Anthony Bertoni, un científico estadounidense, la descubrió en uno de sus viajes a Sudamérica. Sus hojas son 30 veces más dulces que el azúcar y el edulcorante que se puede extraer de ella puede ser entre 100 y 300 veces más dulce que el azúcar. Lo más interesante de esta planta es que los glucósidos que contienen las hojas son dulces, pero no son metabolizables ni tienen calorías. La mayoría de los glucósidos de la *Stevia* consisten en moléculas de esteviósido, compuesto de glucosa, y rebaudiosida.

Cabe destacar el hecho de que no tiene calorías y que en cambio sí contiene carbohidratos, proteínas, vitaminas y minerales, al contrario que el azúcar refinado y los edulcorantes. Algunos estudios han demostrado incluso que tiene efectos beneficiosos en la absorción de la grasa, con lo cual se elimina el problema de la falta de saciedad y la presión arterial debido a su efecto vasodilatador, diurético y cardiotónico porque regula la presión y los latidos del corazón. La *Stevia* tampoco afecta los niveles de azúcar en sangre, al contrario, sus propiedades hipoglucémicas mejoran la tolerancia a la glucosa. Otro aspecto positivo de este nuevo descubrimiento es que no tiene efectos secundarios perjudiciales para la salud.

Otros estudios han demostrado la capacidad antibiótica de la *Stevia*, en especial contra el hongo *Candida albicans* y las bacterias *Stafilococos aureus* o *Croynebacterium diftarae*, entre otros.

La FDA (Food and Drug Administration) de EE.UU., aprobó el comercio de *Stevia* en 1995, pero sólo podía comprarse en tiendas naturistas, con lo que se evitaba así interferir en los intereses de las grandes empresas azucareras.

La *Stevia* puede encontrarse en varias formas: como un líquido denso de color oscuro, resultado de hervir las hojas en agua; en otro tipo de líquido obtenido a partir del macerado de las hojas en agua destilada o en una mezcla de licor alcohólico (apto para el consumo humano) y agua; o bien en forma también de líquido obtenido a partir del esteviósido disuelto en agua.

Poco a poco parece que la comercialización de esta planta va abriéndose paso en más países, lo que nos permite disfrutar de esta saludable alternativa a los peligrosos edulcorantes artificiales. El extracto hecho de las hojas de la *Stevia* es sin duda la opción más segura de edulcorante que existe en el mercado. A diferencia del aspartamo y de otros edulcorantes artificiales, la *Stevia* es una alternativa segura y natural, ideal para mantener una buena salud o perder peso evitando el azúcar.

No es tan difícil

Una cosa tienes que tener clara: para estar sano tendrás que seleccionar cuidadosamente los alimentos que vayas a consumir. En realidad sólo hay que acostumbrarse a leer las etiquetas y familiarizarse con el contenido de azúcar y fructosa de lo que compramos en el supermercado.

Recuerda

Lee siempre la lista de ingredientes de las etiquetas de los alimentos. Evita alimentos que contengan cualquiera de las siguientes palabras (azúcares simples): sacarosa, glucosa, fructosa, de jarabe de maíz, maltosa, miel, melaza, jarabe de maíz.

Alimentos a evitar

Como se ha dicho, dejar el azúcar significa replantearse la dieta. A continuación cito una serie de alimentos que deberían evitarse para llevar a cabo este cambio adecuadamente.

Cuanto menos consumas de estas sustancias, mejor.

- Alcohol
- Azúcar de caña
- Azúcar de remolacha
- Cacao
- Fructosa
- Jarabe de malta
- Jarabe de arce
- Malta
- Miel
- Sacarina
- Todas las formas de azúcar

A continuación, lista de sustancias que tienen efectos parecidos a los alimentos de la lista anterior, pero cuyo valor nutritivo es todavía menor:

- Acetaminofeno (paracetamol)
- Aspirina
- Butilhidroxitolueno
- Bebidas energéticas
- Bebidas deportivas
- Benzoato de sodio
- Colorantes alimentarios
- Derivados del petróleo
- Formaldehído (o metanal)
- Glutamato monosódico
- Ibuprofeno
- Refrescos
- Tabaco

Adquiere hábitos nuevos

Dejar el azúcar es pensar acerca de algunos hábitos o adquirir otros nuevos. Siguiendo estos consejos, lograrás mitigar los desequilibrios del organismo, que éste haga un uso adecuado de los nutrientes y tendrás una mejor digestión. Además, estimularás la capacidad de tu cuerpo para reequilibrarse.

- Consume porciones que puedas digerir.
- No quemes la comida. Cocínala.
- Pregúntate: ¿afectará esto a la química de mi cuerpo?
- Mastica cada bocado veinte veces.
- No te ayudes a tragar con líquidos. Traga primero, bebe después.
- Evita comer en exceso, también si tienes un estado de ánimo bajo.
- Si sientes que «necesitas» algo dulce, come una pieza de fruta. Acostumbra tu cuerpo al dulce natural.
- Come menos cantidad pero con mayor frecuencia. Comer pequeñas porciones de alimentos variados es mejor que comer una porción grande de un solo tipo de comida.

EL FINAL ES EL PRINCIPIO

Hemos llegado al final. Ahora ya conoces el porqué de la mala fama que, por suerte, ha adquirido el azúcar en estos últimos años. Has aprendido el porqué de la adicción que crea y lo perjudicial que es para tu salud. Pero como suele decirse, el final siempre es el principio.

Si de verdad deseas cuidarte y gozar de una vida larga y saludable, aparta toda forma de azúcar de tu dieta. En adicciones como el tabaco, suele aconsejarse que la mejor manera de dejarlo es cortando por lo sano. En el azúcar, la adicción no parece real hasta que uno se plantea dejarlo. Dejar el azúcar de un día para otro es un poco más difícil, básicamente porque no dejamos de sorprendernos de la cantidad de productos que llevan azúcar añadido. Por eso insisto en acostumbrarse a mirar las etiquetas cuando vamos al supermercado. Además, no sólo se trata de descartar productos que contienen azúcar, sino de conocer un poco mejor aquello que comemos. Por ejemplo, evita productos que contengan «E» o muchos aditivos en la medida de lo posible. Te darás cuenta de la enorme presencia de edulcorantes que hay.

Mucha gente tiene pocos o nulos conocimientos acerca de la adicción al azúcar. Ahora que has terminado este libro ya conoces las consecuencias de su consumo, así que no tienes excusa. El camino no es fácil, pero en cuanto comiences a notar los efectos de la «desintoxicación» del azúcar, empezarás a sentirte mejor contigo mismo y te darás cuenta de que habrá valido la pena. Es probable que, ahora que has profundizado en el tema, empieces a reconocer adictos al azúcar a tu alrededor. Corre la voz y haz que tus seres queridos sigan tus pasos. Anímales a dejar el azúcar y ayúdales a hacerlo. Lo más difícil de una adicción es darse cuenta de ello, y en el caso del azúcar, de que realmente nos perjudica. Al poco tiempo de haberlo dejado verás que es una de las mejores decisiones que hayas podido tomar nunca. No desistas.

ÍNDICE

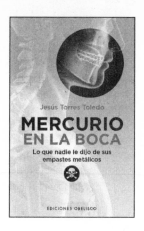

Mercurio en la boca nace de la necesidad de informar al público de un hecho grave que parece haber pasado inadvertido a los científicos y al propio gobierno español: en el 50 % de los empastes metálicos que se emplean en las consultas odontológicas se utiliza mercurio, un metal sumamente nocivo para la salud.

El autor de este libro es una de las personas afectadas por la intoxicación de mercurio y, tras más de tres años de investigación, ha publicado esta obra para ayudar a otras personas afectadas como él a conocer su problema de raíz, a que les sean extraídos correctamente sus empastes sin correr riesgos innecesarios, a conocer las alternativas existentes y a prevenir otras fuentes de intoxicación.

Este libro enseñará al lector a escoger el odontólogo adecuado, le guiará acerca de la debida extracción de sus empastes y le enseñará a aplicar de forma segura los protocolos de desintoxicación que se han demostrado eficaces en cientos de casos a fin de recuperar lo que por naturaleza le corresponde: la buena salud.

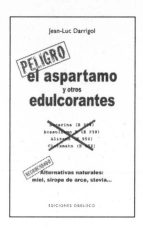

Jean-Luc Darrigol

PELIGRO
el aspartamo
y otros
edulcorantes

Sacarina (E 954)
Acesulfamo K (E 950)
Alitamo (E 956)
Ciclamato (E 952)

RECOMENDADO
Alternativas naturales:
miel, sirope de arce, stevia...

EDICIONES OBELISCO

«Asesino silencioso», así llaman al aspartamo quienes están implicados en la lucha que se está llevando a cabo en todo el mundo para conseguir su prohibición. Un combate que resulta desigual debido al inmenso poder del lobby agroalimentario. A pesar de sus múltiples efectos secundarios debidos en parte a sus tres peligrosos componentes (fenilalanina, ácido aspártico, metanol), el aspartamo está presente en más de 2.000 productos alimenticios.

Este libro, con vocación informativa, muestra también la nocividad de otros edulcorantes de sintéticos: sacarina, acesulfamo K, alitamo, neotamo, ciclamato... sin olvidar los polioles: sorbitol, manitol, xilitol... El autor de la obra denuncia el engaño de los fabricantes de productos dietéticos que usan la etiqueta «sin azúcar» para anunciar alimentos light que causan graves disfunciones.

Afortunadamente, los consumidores contamos con alternativas naturales como la miel, el sirope de arce o la stevia, ampliamente descritas en este libro. Tu salud está en peligro, pero también está en tus manos el hecho de elegir cuidarte o no.

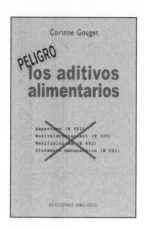

Corinne Gouget

PELIGRO
los aditivos
alimentarios

Aspartamo (E 951)
Butilhidroxianisol (E 320)
Metilcelulosa (E 461)
Glutamato monosódico (E 621)

EDICIONES OBELISCO

¿Qué es un aditivo alimentario?

Esta es la pregunta que se hacen miles de consumidores que, en el momento de realizar sus compras, querrían leer las etiquetas de los alimentos y comprender todos los detalles, a veces misteriosos como el código E 951.

Tras más de doce años de experiencia en el ámbito de la toxicidad de los aditivos alimentarios, dos de los últimos dedicados a una recopilación comparativa de los numerosos estudios internacionales sobre este tema, Corinne Gouget por fin nos ofrece la posibilidad de conocer lo que vamos a ingerir.

Gracias a esta guía de fácil utilización, podremos descubrir lo qué realmente se esconde detrás de la mayoría de los ingredientes cuyos nombres aparecen en las etiquetas de envases y envoltorios, con el fin de poder decidir conscientemente si comprar o consumir determinados productos.

Cada vez es más difícil saber a ciencia cierta qué sustancias contienen los alimentos que vamos a ingerir, pero gracias a este libro la tarea ya no será tan complicada.